ESSAI

SUR L'IDIOTIE,

PROPOSITIONS SUR L'ÉDUCATION DES IDIOTS, MISE EN RAPPORT AVEC LEUR DEGRÉ D'INTELLIGENCE.

PAR LE Dr BELHOMME,

Ancien Médecin interne de la Salpêtrière (division des aliénées), Président de la Société médicale d'émulation, Professeur des maladies mentales à l'Athénée royal, Directeur d'un établissement spécial aux aliénés, etc., etc., etc.

> S'il est possible de perfectionner l'espèce humaine, c'est dans la médecine qu'il faut en chercher les moyens.
>
> DESCARTES.

PARIS,

LIBRAIRIE DE GERMER-BAILLIÈRE,

RUE DE L'ÉCOLE DE MÉDECINE, 13 *bis*.

—

1824-1843.

IMPRIMERIE DE V.ᵉ DONDEY-DUPRÉ,
Rue Saint-Louis 46, au Marais.

INTRODUCTION.

———

Il y a dix-neuf ans qu'étant à la Salpêtrière, je fus préoccupé de cette idée qu'il était possible d'améliorer la position malheureuse des idiots, et qu'une sorte d'éducation pouvait leur être donnée.

Je commençai par les classer en catégories, comme on le verra dans les pages qui vont suivre, et j'arrivai à cette conclusion que les idiots sont éducables suivant leur degré d'idiotie.

Aujourd'hui qu'on est parvenu à réaliser une partie de mes prévisions, il est utile de donner une certaine publicité aux théories que j'ai développées lorsque ma position a favorisé mes recherches.

Les philanthropes qui m'ont suivi paraissent ignorer le point de départ de ces importantes améliorations; il faut leur rappeler que c'est de la Salpêtrière et d'Esquirol que sont parties les premières étincelles qui aujourd'hui ont allumé le flambeau qui les éclaire.

Plus tard, MM. Ferrus et Voisin se sont occupés de cette importante question de l'amélioration des idiots. M. Ferrus a obtenu de l'administration des hospices des réformes importantes.

M. Voisin, avec ses idées d'orthophrénie, a fixé l'attention des savants sur la méthode que l'on pourrait suivre dans l'application des moyens de traitement et d'éducation. Enfin M. Séguin, élève de Itard, qui avait observé le sauvage de l'Aveyron, a fait des applications utiles à l'éducation des idiots; mais, chose remarquable, des auteurs modernes semblent ignorer mes recherches; ils ont omis de me nommer, comme si je pouvais porter ombrage à leurs succès. A chacun ses œuvres! Et l'on verra par la lecture de ce travail, auquel j'ai ajouté des notes qui sont le résultat de mes observations et des leurs, que je sais rendre justice aux travaux de chacun, pourvu qu'on veuille bien apprécier les premiers efforts que j'ai faits.

La thèse que j'ai soutenue en 1824 a été signalée dans les journaux du temps, et Georget a bien voulu lui donner quelques louanges. De nos jours, le Dictionnaire de M. Fabre rapporte mes observations; il n'y a que ceux qui paraissent intéressés à se placer les premiers dans ces découvertes, qui semblent ignorer les essais dont je suis l'auteur (1).

____

(1) J'ai adressé une lettre à l'Académie des sciences en 1835, où je réclame la priorité de mes idées sur l'idiotie.

ESSAI

SUR L'IDIOTIE.

RÉIMPRESSION TEXTUELLE.

———

Avant-propos. — Observations.

Les désordres des facultés intellectuelles ont de tout temps excité l'attention des observateurs. Parmi les anciens, *Celse* et *Cælius Aurélianus* sont les médecins qui se sont le plus occupés de la folie : leurs préceptes, remplis de sagesse, font encore l'admiration de ceux qui s'occupent de cette maladie. Plusieurs siècles s'écoulèrent sans que l'on profitât des lumières répandues par ces hommes habiles. Cependant les modernes s'emparèrent des idées de leurs devanciers, et les fécondèrent. *Cullen, Sauvages, Dufour* étendirent par leurs observations le domaine de la science. M. *Pinel* paraît : destiné pour la gloire de la science, il suit l'impulsion de son siècle, tous ses efforts se réunissent pour améliorer le sort des aliénés; son ouvrage devient le guide des médecins dans le traitement de la folie. Jusqu'alors les affections mentales présentaient une sorte de chaos. M. *Pinel* les classe d'après les phénomènes les plus apparents du délire; il en forme quatre genres : la manie, la mélancolie, la démence et l'idiotisme. M. *Esquirol,* marchant sur les traces de son illustre maître, adopta ses idées, mais les modifia quelquefois. Parmi les changements qu'il fit subir à la classification précédente, celui qui a rapport à l'idiotisme est digne de remarque. M. *Pinel* regarde comme idiots non-seulement les individus qui naissent avec l'oblitération de la pensée, mais ceux qui, à tout âge de la vie, sont privés complétement de la jouissance des facultés intellectuelles et affectives. M. *Esquirol* considère l'idiotisme, qu'il nomme *idiotie*, pour des raisons que je développerai bientôt, comme appartenant exclusivement à l'enfance avant l'âge de puberté. J'ai cru devoir adopter cette opinion. L'idiotie offre des nuances à l'infini, depuis celle qui est la plus rapprochée de la raison jusqu'à l'oblitération la plus complète de l'intelligence. On a peu cherché jusqu'à présent à marquer ces nuances; je tâcherai d'en établir quelques-unes sur l'observation des malades. Si mes propositions sont incomplètes et hasardées, au moins mes résultats pourront-ils conduire à d'autres plus utiles. Mon principal but est d'intéresser en faveur d'infortunés dont il est possible d'améliorer le sort.

Avant d'entrer en matière, j'exposerai cinq observations d'imbécillité et d'idiotie, afin que je puisse plus facilement me faire entendre quand je parlerai de classifications.

Imbécillité.

Premier degré. Flore Destang (vingt-trois ans, d'une constitution scrofuleuse, ayant les yeux bleus, les cheveux châtains, le nez volumineux, les dents mauvaises, le visage pâle, la physionomie douce et expressive) est entrée à la Salpêtrière le 9 avril 1818. Le membre inférieur droit est plus court que le gauche; le tibia est courbé en avant. Elle eut des convulsions dans son enfance; ses règles parurent à quatorze ans; petite vérole à seize ans. Sa tête est bien conformée; le front et l'occiput ont les proportions convenables. D'un caractère fort doux, elle est triste, et pleure souvent sans motif. Sensible aux reproches, elle s'y expose rarement. Occupée aux travaux de l'aiguille, elle gagne de l'argent, qu'elle emploie à acheter des choses utiles. Interrogée, elle répond juste, mais a peu de mémoire, et répète souvent ce qu'elle vient de dire quelques instants auparavant. Avant son arrivée à l'hospice, elle a appris à lire et à écrire; souvent elle fait des lectures fort longues. Elle peut soutenir assez son attention pour faire un compte de chiffres, mais il ne faut pas qu'il soit compliqué. Elle est fort bien réglée.

Deuxième degré. Constance Rosier (vingt-quatre ans, d'un tempérament sanguin, d'une taille élevée, d'une forte constitution, yeux bleus, cheveux châtains, visage coloré, dents belles, physionomie agréable, membres sains, crâne élevé, bien proportionné) est entrée à l'hospice le 2 mai 1820. Elle fut, dans son enfance, fort maltraitée par ses parents ; elle porte sur la tête les traces des coups qu'elle a reçus. Réglée à dix-sept ans. Elle est d'un caractère violent, se met souvent en colère, frappe même. Fort entêtée, elle ne cède qu'en écumant de rage. Elle se livre à des ouvrages manuels qui n'exigent pas une grande attention ; elle est employée au service des malades. Il ne faut pas qu'on la dérange de ses habitudes, car elle ne peut, comme elle le dit elle-même, se retrouver. Interrogée sur l'époque de son entrée, elle ne se ressouvient ni de l'année ni du mois de son arrivée. Elle jouit d'une bonne santé. Les menstrues sont régulières.

Troisième degré. Marie Chatagnon (vingt-sept ans, d'un tempérament bilieux, taille moyenne, grands yeux châtains, cheveux blonds-châtains, dents gâtées, nez aquilin, visage coloré, physionomie hébétée, mais douce ; membres sains) est entrée à la Salpêtrière le 17 mai 1823. Sa tête est petite, le front court et rétréci, l'occiput peu développé. Les renseignements que j'ai pris de son père sont les suivants : point de causes morales pendant la grossesse de la mère ; l'enfant n'a pu teter, on fut obligé de le nourrir au biberon ; convulsions très-fortes et fréquentes à l'époque de la dentition ; impossibilité de parler à l'âge ordinaire. A onze ans, elle pouvait à peine marcher. On voulut lui apprendre à lire, on ne put réussir à lui faire prononcer les premières lettres de l'alphabet. On essaya inutilement de lui faire entreprendre des ouvrages manuels. Absolument incapable d'attention, elle ne pouvait s'acquitter d'une commission, elle apportait un objet pour un autre. Réglée à vingt-deux ans, elle se montra très-indocile ; elle s'échappait de chez ses parents, et se perdait souvent. Un jour, elle mit le feu à la maison. Il y a deux ans qu'elle fut abusée, mais ne devint pas enceinte. Depuis son entrée, elle est toujours au même degré de nullité ; elle va chercher ses aliments elle-même. Gourmande, elle mange avec voracité ; elle n'a pas de déjections involontaires ; elle est très-colère et fort entêtée. Affectueuse, elle reconnaît les personnes qui la soignent, son père, qu'elle fête beaucoup. Elle se couche, s'habille elle-même ; elle ne peut articuler que quelques mots, *papa*, *maman*. Elle est fort bien réglée.

Idiotie.

Premier degré. Marguerite Vilduc (vingt-un ans, constitution scrofuleuse, taille petite, yeux châtains, cheveux bruns, dents mauvaises, physionomie sans aucune expression, membres difformes ; les pieds sont fortement portés en dehors, ce qui rend la marche difficile, les mains fortement fléchies) est entrée à l'hospice le 22 juin 1819. La tête est petite, le front court et fuyant, l'occiput aplati. Elle mange elle-même avec voracité. On est obligé de lui apporter des aliments, car elle mourrait de faim si on ne lui en présentait pas. Lorsqu'elle les aperçoit, elle se jette dessus, et les porte à sa bouche avec empressement. Très-colère, elle frappe et déchire ; ordinairement assise par terre, elle se balance d'avant en arrière. On est obligé de la coucher, de l'habiller ; elle supporte des vêtements, mais ne veut rien aux pieds et sur la tête. Elle reconnaît la fille de service, et lui témoigne quelquefois sa reconnaissance. Elle n'articule aucun mot, et jette un cri aigu. Lorsqu'on l'approche, elle paraît très-peureuse, gesticule et redouble ses cris. Cette fille est bien réglée; ses déjections sont involontaires.

Deuxième degré. Gaudin (vingt ans, scrofuleuse, rachitique) a les yeux petits, bleus et louches, les cheveux châtains, les dents belles, le visage coloré, la physionomie immobile. Les membres sont très-grêles, et habituellement contractés, surtout à droite. Elle est entrée à l'hospice le 7 avril 1824. On n'a point de renseignements sur son état antérieur. La tête a un volume convenable, mais le front est rétréci; les régions pariétales, au contraire, développées. Complétement absorbée, elle n'a aucune espèce de sentiments; on est obligé de lui introduire les aliments dans la bouche, et jusque dans la gorge. Ses déjections sont involontaires. Continuellement couchée, elle reste dans la même position. Si on la découvre, elle manifeste de l'impatience, ses membres se contractent convulsivement, surtout à droite. Veut-on l'asseoir, elle glisse sur sa chaise, et tombe. Entièrement insensible, on la pince sans qu'elle manifeste de la douleur. On ne s'est point aperçu jusqu'à présent qu'elle fût réglée.

Définition et synonymie (1).

L'idiotie est moins une maladie qu'un état constitutionnel dans lequel les fonctions intellectuelles ne se sont jamais développées, ou n'ont pu se développer assez pour que l'idiot ait acquis les idées, les connaissances que l'éducation donne aux individus placés dans la même condition que lui.

Idiot vient du mot grec ίδιος, *proprius*, *solitarius*, qui exprime la situation d'un homme en quelque sorte seul, isolé du reste de la nature, parce qu'il est inhabile à raisonner.

M. *Pinel* a nommé *idiotisme* l'oblitération des facultés intellectuelles et affectives.

M. *Esquirol* a modifié l'expression *idiotisme*, qui peut être revendiquée par les grammairiens, et qui a une autre signification, par celle d'*idiotie*, qui est plus conforme au langage médical. La définition qu'il en donne est celle que j'ai d'abord énoncée; il la considère comme appartenant à l'enfance primitivement, ou secondairement à la naissance, avant l'âge de puberté. De là résulte cette distinction nécessaire d'*idiotie primitive et consécutive.*

Selon **M.** *Pinel*, cette maladie est originaire et accidentelle, ou acquise.

---

(1) *Amentia, ingenii imbecillitas*, de Sauvages, Sagar, Vogel; *morosis*, de Linné; *démence originaire* ou *innée*, de Cullen et M. Fodéré; *stupiditas*, Willis; *idiotisme*, M. Pinel; *idiotie*, M. Esquirol.

M. *Esquirol* ne reconnaît point d'idiotisme accidentel, qu'il considère comme une démence ou une monomanie.

Je crois que cette affection appartient exclusivement à l'enfance, et que toute maladie mentale offrant après la puberté des phénomènes semblables à celle-ci, devra en être distinguée avec soin.

L'idiotie présente des nuances à l'infini, depuis la plus rapprochée de la raison jusqu'au degré où l'oblitération des facultés est complète.

On l'a divisée en deux genres, l'*idiotie* proprement dite, et l'*imbécillité*. Dans la première, il y a oblitération des facultés intellectuelles et affectives ; dans la seconde, les facultés ne sont développées que jusqu'à un certain point, ce qui empêche les individus qui en sont atteints de s'élever au degré de développement intellectuel auquel parviennent ceux qui, placés dans les mêmes conditions, ont le même âge, le même sexe et la même fortune.

Il est fâcheux d'être obligé de changer d'expression pour désigner les nuances d'une même maladie : le mot *idiotie*, auquel on ajouterait l'épithète *complète* ou *incomplète,* ne suffirait-il pas ?

Cependant, comme le terme *imbécillité* désigne bien l'impuissance de l'esprit qui empêche l'homme de pouvoir penser, je le conserverai, quoiqu'à regret.

On a distingué plusieurs espèces d'imbéciles. Les uns ont les facultés également bornées, sans être atteintes de nullité ; ils ont des idées bornées sur chaque objet ; les autres présentent une inégalité de lésion de l'entendement ; ils veulent et ne veulent point, entendent et ne peuvent suivre ce qu'on leur dit ; rient quand il faut être triste, fixent un objet sans le voir, etc. ; on a appelé cette espèce *fatuité*. Le Ménalque de la Bruyère présente cette disposition intellectuelle. Quelques-uns enfin, que les auteurs allemands ont appelés *idiots partiels*, manifestent certaines facultés, tandis que toutes les autres sont oblitérées.

Cette division ne donne qu'une idée imparfaite du défaut de développement de l'intelligence. Je crois qu'une classification basée sur le degré d'aptitude qu'apportent les imbéciles dans leurs actions, aptitude qui est en rapport avec leur force d'attention et leur intelligence, serait préférable.

Cette pensée est le résultat de l'observation que j'ai faite sur plus de cent imbéciles et idiots. En effet, prenant l'histoire de leur maladie, je remarquai que les uns avaient pu apprendre à lire et écrire, ou se livrer à l'exercice d'un métier ; que les autres n'avaient jamais pu que coudre, tricoter, ou faire des choses qui nécessitent moins d'attention et d'intelligence ; que d'autres enfin, complétement incapables, n'avaient jamais pu rien apprendre, mais qu'ils avaient le sentiment de leur existence et pouvaient satisfaire aux premiers besoins de la vie, ce qui forme trois séries bien distinctes. Dans la première se trouve cette infinité d'imbéciles qui, répandus dans la société, sont susceptibles de lui rendre quelques services, sans pouvoir s'élever au degré d'aptitude auquel atteignent les personnes placées dans la même condition, etc. ; dans la seconde, les individus qui n'ont jamais été que susceptibles de se livrer à des ouvrages manuels et à des choses qui nécessitent peu ou point d'attention ; dans la troisième, les actions de l'homme ne sont plus le résultat du raisonnement ; il obéit à l'habitude, aux besoins de ses organes. Destiné toute sa vie à une nullité presque absolue, il montre cependant le sentiment de sa conservation.

Nous voici arrivés au dernier degré de l'échelle de l'intelligence, bientôt nous n'en retrouverons plus. Nous envisagerons un être ravalé au-dessous de la brute, ne pouvant satisfaire à ses besoins, et affecté toute sa vie d'une mobilité automatique : je veux parler des idiots. Les uns, privés des facultés intellectuelles et affectives, conservent encore quelque sentiment de leur existence. Leur présente-t-on des aliments, ils se jettent dessus avec voracité ; leurs membres peuvent leur prêter quelques secours. Les autres, entièrement nuls, ne connaissent point les aliments ; il faut les leur introduire dans la bouche et jusque dans l'œsophage ; continuellement accroupis, ils restent où on les place : ce sont de vrais corps végétatifs. Ces derniers forment la seconde espèce. (*Voyez* les observations.)

D'après ce qui précède, on admettra trois degrés d'imbécillité, et deux degrés d'idiotie. Cette classification est loin d'avoir la perfection dont elle est susceptible ; cependant je crois qu'avec elle on pourra, plus facilement qu'on ne l'avait fait jusqu'à présent, reconnaître les défauts de développement de l'intelligence. On a rangé parmi les idiots les crétins, les cagots et les albinos ; ce sont autant de variétés d'une même maladie, dont je parlerai par la suite (article *Variétés*). On a aussi considéré les crétins comme les idiots des montagnes, comparativement avec les idiots des plaines ; les premiers ont, en effet, certains caractères qui les distinguent des seconds (1).

---

(1) M. Dubois d'Amiens a donné une classification des idiots que voici :

Il admet trois classes d'idiots ; dans la première, il place ceux qui présentent le plus haut degré d'abrutissement et sont réduits à l'automatisme ; la seconde comprend les idiots qui ne possèdent que les instincts ; enfin, à la troisième appartiennent ceux qui offrent des instincts et des déterminations raisonnées.

Il est évident que ce cadre est trop rétréci et ne donne pas toutes les nuances de l'idiotie. En effet, prenons la première classe de M. Dubois d'Amiens ; dans celle-ci se rangeraient l'idiot complet et l'idiot incomplet ; le premier n'a même pas le sentiment de sa conservation, on est obligé de le nourrir, sinon il mourrait de faim ; le second conserve encore le sentiment très-limité de son existence et mange comme une brute, et voilà tout.

Il en sera de même pour les imbéciles. Il est une nuance, celle dans laquelle l'individu n'obéit qu'à ses instincts, aux besoins des organes et à l'habitude ; mais il n'y a rien d'intellectuel. A un degré supérieur il y a quelque acte intellectuel ; l'imbécile est susceptible d'actes manuels que l'éducation peut perfectionner. Enfin le premier degré d'imbécilité est celui dans lequel l'individu agit et raisonne comme tout le monde, est éducable, mais ne peut arriver au degré de développement intellectuel auquel parviennent le commun des hommes.

Ces cinq catégories me paraissent donc essentielles à admettre, et je maintiens encore aujourd'hui l'énoncé de ma classification comme importante à l'explication de l'idiotie.

Il me paraît d'ailleurs nécessaire de bien limiter les nuances où il y a chance d'éducation si l'on veut fructueusement appliquer les principes du développement intellectuel, car ce serait en vain que l'on voudrait faire naître ce qui n'existe pas,

Causes.

Une disposition héréditaire, des impressions morales vives pendant la grossesse de la mère, pendant l'allaitement; les fausses manœuvres de l'accouchement; une chute de la mère sur le bas-ventre; les convulsions, l'épilepsie, une maladie grave dans l'enfance, une commotion morale, des études précoces, l'habitude de la masturbation avant la puberté, l'habitation des lieux humides. Il se joint souvent à ces causes une organisation incomplète; la tête est trop grosse ou trop petite, ou présente des vices de conformation. L'idiot a presque toujours un crâne de forme défectueuse. L'imbécile présente des vices de conformation; quelquefois cependant c'est le contraire : on en voit même dont la tête, pour la beauté, se rapproche des modèles de l'antiquité. De tout temps on a considéré la petitesse du crâne comme cause d'idiotie. *Hippocrate* a signalé la tête trop petite, qu'il a nommée *microcéphale*, comme appartenant à cette affection. *Willis* a décrit le cerveau d'un jeune homme imbécile de naissance. Cet organe n'avait à peine que la moitié de son volume ordinaire. *Prochaska, Ackermann, Malacarn* ont donné des descriptions de crânes d'idiots qui diffèrent beaucoup les uns des autres. MM. *Pinel, Gall, Bown, Esquirol* ont rencontré des têtes d'idiots qui n'avaient point le volume ordinaire. M. *Pinel* a observé dans des crânes aplatis des défauts de symétrie à droite et à gauche; il a remarqué aussi que la hauteur du crâne, relativement à la stature, était moins grande que de coutume chez les idiots. M. *Esquirol* a aussi observé un grand nombre de vices de conformation. Il a mesuré beaucoup de crânes d'imbéciles et d'idiots. La circonférence serait de 16 à 21 pouces; le diamètre antéro-postérieur, mesuré avec le crânomètre (1), de 7 pouces à 7 pouces 9 lignes, et le diamètre transverse de 3 pouces 3 lignes à 6 pouces 5 lignes. Ce médecin a fait une très-belle collection de têtes et de plâtres sur lesquels il appliquera des mesures comparatives. Ses résultats paraîtront bientôt. Sur 100 imbéciles et idiotes (2) que j'ai observées à la Salpêtrière, j'ai obtenu ce qui suit :

Sur 100 : têtes grosses, 15; moyennes, 57; petites, 28 (3).

Sur 100 : têtes non symétriques, 25; en pain de sucre, 10.

Sur 100 : têtes de proportions convenables, 14. Aucune idiote.

Examen du front.

Sur 100 : fronts courts, 22; fuyants, 13; rétrécis,

---

(1) Pelvimètre.

(2) 90 imbéciles et 10 idiotes.

(3) Cette disposition est principalement celle de la tête des idiotes. A la Salpêtrière, sur 10, 2 ont la tête volumineuse, 3 la tête en pain de sucre, 7 le front court et fuyant, 7 ont l'occiput aplati, 2 ont le front irrégulier.

et plus ou moins pointus en avant, 24 ; irréguliers (1) à droite, 22 ; irréguliers à gauche, 3 ; aplatissement au-dessus du front, 1.

Occiput.

Sur 100 : occiputs développés, 13 ; aplatis, 28 ; irréguliers à gauche, 22 ; irréguliers à droite, 3 ; enfoncements au-dessus de l'occiput, 1.

Bosses pariétales.

Sur 100 : déprimées, 8 ; saillantes, 10.

D'après ce relevé, on voit que sur 100 individus affectés d'idiotie, 14 seulement ont une bonne conformation du crâne ; 86, au contraire, présentent des déformations plus ou moins saillantes. Ce qui m'a frappé le plus dans cet examen, ce sont les défauts de symétrie, l'aplatissement du front et de l'occiput. Sur 100, 25 ont le crâne non symétrique, ce qui est plus d'un cinquième ; et, chose remarquable, c'est que la non-symétrie s'annonce particulièrement au front du côté droit, et à l'occiput du côté gauche. Cette irrégularité, ainsi que les autres déformations, sont-elles un indice certain d'imbécillité ? Je ne le pense pas ; car on a observé des hommes dont le crâne était irrégulier, défectueux même, et qui n'en étaient pas moins des hommes de

---

(1) C'est-à-dire que le front fait une saillie plus considérable d'un côté que de l'autre.

génie. *Bichat* et autres avaient le crâne irrégulier: Cependant on peut dire qu'en général les individus affectés d'idiotie présentent des vices de conformation qui coïncident avec leur affection.

Peut-on, par l'inspection du crâne, juger du degré d'imbécillité? Je ne le crois pas. On a vu des idiots dont les diamètres de la tête égalaient ceux d'un homme raisonnable, et qui étaient dépourvus d'intelligence, tandis que des imbéciles, dont la tête était petite et inégale, se distinguaient par une certaine capacité (1).

---

(1) Pendant le cours de l'année 1839, il a paru dans *l'Esculape* un travail sur l'idiotie de M. Desmaisons Dupellans sur cette question : Existe-t-il dans l'idiotie une relation constante entre le volume et la forme de la tête de l'idiot, et l'arrêt de développement intellectuel? L'auteur prétend que la doctrine phrénologique répond affirmativement.

C'est avec douze faits que l'auteur a combattu cette théorie, qu'il n'a peut-être pas suffisamment étudiée.

Gall n'a jamais prétendu établir ce qu'annonce M. Desmaisons, cette relation constante du volume et de la forme de la tête avec l'idiotie; mais il a affirmé ce que nous affirmons tous, qu'une tête trop petite coïncide nécessairement avec l'idiotie. Souvent chez l'idiot on trouve une tête énorme; mais ne sait-on pas que l'hydrocéphalie est cause de ces grandes dimensions du crâne? est-il étonnant alors que l'intelligence se trouve arrêtée dans son développement lorsque le cerveau a été ou est encore malade?

M. Desmaisons a fait graver cinq figures; la première est celle du sauvage de l'Aveyron dont parle M. Itard, que ce médecin s'est efforcé de soumettre sans succès à une éducation raisonnée; l'auteur la désigne comme bien conformée, et cependant l'individu était idiot automate. D'abord connaît-on bien l'origine de ce prétendu sauvage, et sait-on dans quelle circonstance s'est confirmée son idiotie? Ce seul fait d'ailleurs n'infirmerait pas cette opinion, que la microcéphalie amène constamment l'idiotie.

La deuxième figure représente l'idiote d'Amsterdam, qui est gravée

Symptômes.

En entrant dans une division d'aliénés, le médecin le moins versé dans l'étude des maladies mentales peut reconnaître facilement les malheureux qui sont affligés de l'oblitération des facultés. Le physique, le plus souvent dégradé, donne la mesure de l'imperfection de

---

dans l'ouvrage de Pinel ; elle est tout à fait en faveur de la doctrine de Gall.

La troisième représente une idiote que j'ai observée moi-même à la Salpêtrière, et que M. Esquirol et moi avons toujours regardée comme hydrocéphale.

La quatrième figure représente la forme de tête signalée par M. Foville. Il attribue cette déformation à l'habitude, répandue dans certaines provinces, d'entourer la tête des enfants d'un bandeau très-serré. Mais M. Foville ajoute que cette habitude peut nuire au développement normal du cerveau et par conséquent à l'intelligence.

La planche cinquième offre une forme bizarre de la tête qui coïncide avec l'idiotie ; ce fait ne contredirait pas ce que nous avons avancé nous-même.

En résumé le travail de M. Desmaisons n'ajoute rien aux connaissances que nous possédons sur l'idiotie, et ses conclusions, basées sur un petit nombre de faits, ne contredisent en rien celles que nous avons posées.

Il n'y a pas de forme particulière de la tête propre à l'idiotie ; mais le plus souvent il y a des vices de conformation du crâne. La relation de la petitesse du crâne n'est pas constamment en rapport avec le défaut de développement de l'intelligence ; mais n'y a-t-il pas à examiner le cerveau lui-même, qui est souvent imparfaitement développé, comme l'a signalé Gall, et dans ces derniers temps M. le docteur Fossati dans le *Dictionnaire de la conversation ?*

l'intelligence. Leur physionomie n'exprime pas les différents sentiments qu'ils éprouvent; comment le pourrait-elle? L'air est hébété; le visage n'a pas cette mobilité qui le rend le miroir de l'âme. A côté d'eux, d'autres aliénés, qui présentent, du reste, les mêmes phénomènes de maladie, offrent, au contraire, des traits de leur noblesse primitive. Le monomaniaque est une peinture souvent animée de l'idée qui le domine. L'homme en démence exprime sur sa figure un reste de sensations qu'il éprouve.

Si nous examinons successivement les dégradations du physique, du moral et de l'intelligence, on observe que la taille des idiots est généralement petite, qu'ils sont d'un tempérament lymphatique (1), souvent scrofuleux; leurs cheveux sont blonds ou châtains; les yeux bleus ou d'une couleur peu foncée, souvent louches, convulsifs; les dents gâtées, les lèvres épaisses, la bouche béante. La tête, comme je l'ai déjà dit, a une forme défectueuse; les membres, inégaux par rapport à la hauteur et à la grosseur du tronc, sont contournés, amaigris, atrophiés, souvent paralysés; la marche est mal assurée, le moindre obstacle les renverse; souvent ils restent dans l'immobilité; les sens sont obtus ou oblitérés; ils ne peuvent se suppléer les uns les autres, car ils sont également imparfaits; l'œil voit mal ou point du tout. Souvent sourds-muets, ils perçoivent difficilement les sons; bien différents des sourds-muets

______

(1) A la Salpêtrière, sur 100 individus affectés d'idiotie, 42 ont un tempérament lymphatique; 23, sanguin; 8, bilieux; 7, nerveux; 20 sont scrofuleux.

de naissance, qui, malgré leur infirmité, jouissent de l'intégrité de l'intelligence. La prononciation est nulle; ils jettent des cris, des hurlements; quelquefois ils laissent echapper quelques monosyllabes; ils ne distinguent ni odeurs ni saveurs, et mangent indifféremment tout ce qui leur tombe sous la main. Le fait suivant vient à l'appui de cette dernière assertion. Une idiote, à qui M. *Esquirol* présenta des abricots, les porta d'abord à sa bouche, mordit dedans; ne pouvant mordre le noyau, elle l'avala, comme elle avait fait de la pulpe du fruit; elle mangea ainsi neuf abricots de suite, et en eût mangé davantage, si l'on n'avait pas craint de la rendre malade.

Les idiots paraissent préférer les choses d'une forte saveur; ils mangent les matières fécales, du tabac, boivent leur urine, l'eau des ruisseaux.

Les fonctions assimilatrices se font bien; ils mangent avec voracité, leur digestion est facile, les déjections involontaires, les menstrues sont abondantes et régulières. La peau, noircie par le soleil, auquel ils s'exposent inconsidérément, ne donne qu'un toucher imparfait. La main, son principal organe, est revêtue d'une enveloppe rugueuse et inégale. Saisissant mal les objets, ils les laissent tomber.

La sensibilité est tellement obtuse, qu'on les pince souvent sans qu'ils en aient la conscience. On a vu des idiots se laisser couper le cou avec des instruments, même peu tranchants, sans chercher à se soustraire à la douleur. M. *Esquirol* a observé des individus dévorés de scorbut et de gangrène sans paraître souffrir; il n'est pas rare d'en voir mutilés par les rats sans qu'ils s'en aperçoivent. Une idiote, à la Salpêtriere, s'est percé la joue à force de la gratter; elle passait ensuite son doigt dans la plaie, et exerçait des mouvements de traction. Les maladies qui les affectent ne font sur eux aucune impression, ou bien, s'ils souffrent, ils ne se rendent pas compte de leurs souffrances : on les voit se rouler par terre ou sur leur lit, et mourir sans qu'on ait pu deviner le siége de leur mal. Je crois que leurs maladies doivent avoir un caractère, une marche et une terminaison différentes de celles qui affectent l'homme intelligent, et jouissant de la sensibilité à l'état normal. Exemple : une imbécile au troisième degré, d'un tempérament lymphatique, scrofuleuse, reçoit des coups sur la tête et sur les membres; plaies énormes au cuir chevelu, meurtrissure aux extrémités, commotion violente du cerveau. (Saignée abondante, application de sangsues à l'épigastre et derrière les oreilles.) Cette fille semblait vouée à une mort prochaine; absorbée par l'effet de la commotion, elle répondait à peine. Les plaies suppurent; des abcès se forment dans plusieurs endroits de la surface du crâne; on les ouvre; la connaissance revient chaque jour; en moins d'un mois elle est complétement rétablie. L'imbécillité persiste. Ce fait seul n'affirme rien; cependant, si l'on réfléchit au degré d'insensibilité qui afflige ces infortunés, au défaut d'affection morale qui accompagne leurs maladies, ne peut-on pas croire que les phénomènes qui s'observent alors doivent présenter un caractère particulier? Ce n'est que par des observations répétées que l'on arrivera à la confirmation de cette proposition.

Nous venons d'exposer un tableau bien hideux du

physique des idiots; si nous examinons celui des imbéciles, nous le voyons moins repoussant; quelquefois
même la nature s'est plue à lui donner toutes les per-
fections dont il est susceptible.

Les dégradations du moral et de l'intellect sont encore plus effrayantes. L'homme, privé du plus beau don
qui lui soit accordé, l'intelligence, est soumis aux lois
de l'organisme animal. Cette dépendance est démontrée
par l'observation des imbéciles; on peut la suivre chez
eux à mesure qu'ils s'avancent vers l'idiotie. J'ai admis
trois degrés d'imbécillité. Dans le premier, l'intelligence
est assez grande pour modifier les déterminations animales; dans le second, celles-ci prennent de l'influence;
les penchants, les passions, se montrent avec énergie;
enfin dans le troisième, l'homme est entièrement maî-
trisé par l'organisme. Chez l'idiot, plus de facultés; c'est
un être presque végétatif; il est sous l'empire des fonctions organiques. Les animaux ont le sentiment de leur
existence, l'instinct de leur conservation. L'homme,
avant que les facultés intellectuelles soient en état, pour
ainsi dire, de diriger ses sensations internes, est soumis
à une espèce d'instinct qui préside à ses besoins, et d'où
dépendent ses penchants, ses passions. Chez l'individu
affecté d'idiotie, dont l'enfance se prolonge, l'intelligence ne vient pas modifier ou ne modifie qu'en partie
cette disposition organique. Chez l'homme, au contraire,
le plus élevé par son intelligence, l'équilibre est rompu
en faveur des facultés intellectuelles. Nous le voyons
entièrement maître de ses déterminations animales. A-t-il
des passions, il ne s'y porte pas par un entraînement
irréfléchi, il raisonne encore au milieu de ses travers.

Les qualités du cœur se conservent quelquefois intactes au milieu de ce désordre intellectuel : on voit des idiots même manifester de la reconnaissance, de l'attachement envers ceux qui les soignent. Les imbéciles sont susceptibles d'amitié, de reconnaissance, de compassion, de dévouement, d'autant plus qu'ils se rapprochent de la raison. Mais, en général, ils sont enclins à mal faire. Leur dégradation morale est quelquefois difficile à concevoir. Le docteur *Haindorf* (1) rapporte qu'un idiot que l'on voulut éprouver pour savoir jusqu'où irait sa frayeur, fut placé auprès d'un infirmier qui contrefit le mort ; voyant qu'il exécutait quelques mouvements, il saisit une hache, lui coupa un pied, et lui trancha la tête d'un second coup, malgré les cris de ce malheureux.

Penchants.

Si les hommes qui se distinguent par l'étendue de leur intelligence ont des penchants auxquels ils ne résistent pas, à plus forte raison des individus dont les facultés ne peuvent contre-balancer leurs inclinations ; c'est en effet ce qu'on observe. Ils ont des goûts, des dispositions, des penchants très-prononcés, les uns pour certains arts mécaniques, la musique, etc. M. *Esquirol* parle d'un imbécile de cinq à six ans qui retenait un air dès qu'il avait été chanté, et le répétait ensuite toute la journée. D'autres ont de la propension au vol, à des

---

(1) Professeur allemand.

actes de violence. Ils dérobent des objets qui sont en rapport avec leur degré d'intelligence. L'idiot prend des aliments ; l'imbécile des vêtements, de l'argent.

Les auteurs allemands rapportent des exemples de penchants horribles. M. *Gall* parle d'un idiot qui, ayant tué ses deux frères, vint le raconter en riant à son père. Un autre voulait tuer son frère, et le brûler en grande cérémonie. *Herder* raconte qu'un idiot, ayant vu égorger un porc, en fit autant à un homme.

Passions.

Nous avons vu précédemment que les passions étaient d'autant plus développées que les déterminations intellectuelles étaient moins puissantes ; c'est encore dans l'observation que nous trouvons la preuve de cette vérité. Les individus affectés d'idiotie sont généralement colères, entêtés, jaloux (1) ; leurs emportements vont souvent jusqu'à la fureur ; ils frappent, déchirent, mordent. On est alors obligé d'employer des moyens de répression. Orgueilleux, susceptibles, ils sont blessés de la moindre plaisanterie. Péniblement affectés de l'injustice, on a vu des imbéciles devenir mélancoliques. Ils sont craintifs, obéissants, et les malfaiteurs abusent de cette disposition pour leur faire exécuter des crimes, mettre le feu aux maisons, etc. A l'âge de puberté, ils deviennent amoureux, et se livrent à la masturbation

---

(1) A la Salpêtrière, sur 100 individus que j'ai observés, 86 sont colères, 57 sont remarquables par leur entêtement, 30 sont jaloux.

d'une manière effrénée, parce qu'ils n'en connaissent ni n'en prévoient le danger. Les filles sont coquettes, hystériques. On reçoit souvent à la Salpêtrière des filles de quatorze à dix-huit ans, parce que, devenues pubères, elles couraient après les hommes, et devenaient indociles envers leurs parents.

Dans cet établissement, je n'ai pas remarqué que la masturbation fût très-répandue; sur 100 individus que j'ai observés, il n'y en a que 24 qui s'adonnent à l'onanisme; et, chose remarquable, la plupart sont épileptiques. M. *Esquirol* rapporte dans ses cours un fait fort curieux. Une imbécile qui gagnait quelques sous dans la maison amassait une petite somme d'argent, qu'elle allait porter à un ouvrier qui lui faisait un enfant; dès qu'elle était enceinte, elle n'y retournait plus.

Habitudes.

Les imbéciles et les idiots ont quelquefois des habitudes singulières. Les uns ont des mouvements d'avant en arrière, ou latéralement; d'autres exécutent des mouvements de rotation. Le docteur *Haindorf* (1) parle d'un enfant de onze ans qui tournait sans cesse en cercle, arrachant l'herbe, et enlevant les pierres qui se trouvaient dans le cercle qu'il décrivait : il s'irritait si on l'empêchait de tourner. M. *Esquirol* a vu un idiot qui, toute la journée à la même place et dans le même espace, marchait du même pas, sans écarter ni éviter les obstacles

----

(1) Traité des maladies de l'âme.

qu'on mettait devant lui. Le même médecin a vu deux idiots dont l'un riait toujours, et l'autre pleurait sans cesse. Il y a maintenant à la Salpêtrière une imbécile qui tous les soirs jette de l'eau dans son lit. M. *Pinel* rapporte l'histoire (1) d'une idiote qui avait les goûts et les habitudes du mouton : elle criait, *bé, bé, ma tante* ; et frappait avec la tête les personnes qui l'entouraient.

Facultés intellectuelles.

Ce qui élève l'homme au-dessus des animaux, ce qui lui donne cette supériorité si remarquable, cette faculté de se mettre en rapport avec ses semblables, c'est l'intelligence. En est-il privé, il est frappé dans ses caractères distinctifs ; il devient le plus faible des êtres, puisqu'il ne peut même pourvoir à ses besoins. Quel tableau pour le médecin philosophe que celui d'un idiot ! D'autres individus moins mal organisés offrent un aspect moins pénible ; ils sont susceptibles d'actions qui prouvent encore plus ou moins d'intelligence. Ce qui leur manque principalement, c'est l'attention : en effet, sans attention, peu ou point de sensations ; sans sensations, point d'idées ; par conséquent le reste des opérations de nos facultés ne peut avoir lieu. M. *Esquirol* n'a jamais pu mouler des imbéciles malgré qu'elles s'y prêtassent de bonne volonté : il en a même vu pleurer, parce qu'elles ne pouvaient se contenir assez longtemps pour laisser couler le plâtre. La mémoire est souvent nulle, quel-

---

(1) Traité de l'aliénation mentale.

quefois, au contraire, très-étendue ; les uns ne se rappellent point ce qu'ils ont fait la veille, quelques heures auparavant ; les autres racontent les circonstances les plus détaillées de leur position. Si nous examinons la lésion du jugement et du raisonnement, nous les voyons toujours plus ou moins affectés, enfin oblitérés. Comment ne le seraient-ils pas, puisque les principes de ces facultés le sont aussi ? Ce n'est que chez l'imbécile au premier degré qu'on les retrouve d'une manière distincte.

Éducabilité.

J'appelle *éducabilité* l'aptitude qu'apporte en naissant l'homme à recevoir de l'éducation. Cette aptitude est d'autant plus grande que l'intelligence est elle-même plus précoce. Si l'intelligence est moins développée qu'elle ne doit l'être relativement à l'âge, au sexe, etc., cette aptitude est aussi moins grande. Il en résulte que les individus frappés de cette faiblesse originaire parviennent difficilement ou ne peuvent arriver au degré d'éducation dont sont susceptibles les enfants placés dans les mêmes conditions qu'eux. On les nomme *imbéciles,* c'est-à-dire *incapables.* Cette difficulté à recevoir de l'éducation est donc en rapport avec le degré de défaut de développement de l'intelligence ; de sorte qu'un individu qui a reçu en partage un certain degré de développement intellectuel, ne peut recevoir que l'éducation qui est en rapport avec ce développement, et successivement. Il est donc important de savoir distinguer la portée de l'intelligence des enfants lorsqu'on les instruit. Les

facultés intellectuelles se manifestent souvent très-iné-
galement. Les uns ont reçu une certaine dose de facultés au delà de laquelle ils ne peuvent s'élever ; d'autres
ont une ou plusieurs facultés dominantes, et peuvent recevoir l'éducation qui est en rapport avec ces facultés.
On en voit chez qui l'intelligence se développe jusqu'à
un certain point et reste à ce degré ; d'autres présentent
un grand développement d'abord, qui s'arrête tout à
coup. Enfin plusieurs individus n'ont d'intelligence que
pour ce qui est relatif à certaines inclinations, certains
penchants. Ces variétés de développement des facultés
prouvent que tous les individus ne doivent pas être susceptibles d'éducation au même degré. Les imbéciles ri-
ches, qui ont certain degré de facultés, apprennent à
lire, à écrire, à compter, la musique ; mais ils le font
mal. Ils ont besoin d'être continuellement surveillés et
excités à l'étude. Ceux de la classe du peuple, qui n'ont
pu apprendre à lire, se livrent à l'exercice d'un métier ;
mais ils restent toujours médiocres. D'autres, moins intelligents, ne peuvent faire que des ouvrages manuels ;
ils sont excessivement paresseux, indifférents, impré-
voyants ; ils sont prêts à ce qu'on leur ordonne, pourvu
qu'on ne les oblige pas à réfléchir, à se souvenir, à pré-
voir, ou qu'on ne les fasse pas sortir de leurs habitudes.
Placés dans les hospices, on les emploie aux différents
travaux de la maison. Ils obéissent plutôt à l'imitation,
à la répétition des mêmes actes, qu'au raisonnement ;
car, pour peu qu'ils soient dérangés, ils ne se retrou-
vent plus, il faut de nouveau les mettre sur la voie. En
général, les objets extérieurs ne font sur les imbéciles
que des impressions légères et fugaces ; et, pour me

servir des propres expressions de M. *Esquirol*, ils retiennent des comptes faits, mais ne peuvent compter eux-mêmes. Les imbéciles au dernier degré et les idiots sont, en général, fort peu ou absolument incapables d'acquérir par l'éducation. Cependant, on observe quelquefois des progrès qui ont lieu, il est vrai, en plusieurs années, mais qui méritent toute l'attention des observateurs. A la Salpêtrière, des idiotes qui étaient dans un état d'abrutissement presque complet sont devenues susceptibles d'actions qui prouvent un certain développement d'intelligence.

Je rapporterai, entre autres observations, l'histoire de deux idiotes, que M. *Esquirol* a fait graver à la suite de ses articles du Dictionnaire des sciences médicales, et qu'il a présentées comme des exemples d'idiotie complète : le texte de l'auteur sera suivi de la situation présente de chacune d'elles.

Ire OBSERVATION (publiée en 1816, article *Folie* du Dictionnaire des sciences médicales, gravure 4, p. 236).

« Ce profil est celui d'une idiote âgée de vingt-un ans, entrée à la Salpêtrière le 3 mai 1813. Sa taille est petite, son embonpoint médiocre, sa tête est volumineuse et irrégulièrement conformée, son front haut fait saillie, en sorte que la ligne faciale a plus 90°. La bosse frontale du côté gauche est plus saillante que celle du côté droit ; ses cheveux sont blonds, ses yeux châtains, son regard est louche ; ses dents sont blanches, et son teint est très-brun et hâlé. Elle mange avec gloutonnerie, sans discernement, poussant avec les doigts les aliments dans la bouche; elle n'est point capable d'aller les prendre aux heures de distribution. Ses déjections sont involontaires, ses menstrues sont régulières et abondantes ; elle marche peu , tous ses mouvements sont convulsifs ; elle traine le côté gauche de son corps et se sert difficilement du bras gauche. On est obligé de l'habiller lorsqu'elle se lève , et de la coucher comme un enfant. Insensible à toutes les intempéries, elle ne sait se garantir ni du chaud, ni du froid, ni de la pluie. Elle reconnait la personne qui la sert, et l'embrasse souvent. Pour exprimer sa joie, sa reconnaissance, elle baise sa main et sourit en hochant la tête. Elle a soin de se couvrir la gorge lorsqu'on l'habille et qu'on la couche ; si l'on parait vouloir soulever ses vêtements , elle écarte les mains : elle ne rougit point alors, ce qui prouve qu'elle n'est pas susceptible de pudeur, et que ces marques de décence tiennent à l'habitude contractée dans l'enfance. Elle n'articule que les monosyllabes suivantes, *papa, maman,* qu'elle répète à toute occasion , autant pour exprimer sa colère que pour témoigner sa joie : elle a retenu une phrase d'un air devenu populaire, qu'elle chante plusieurs fois de suite avec l'expression du contentement. On n'a pu avoir aucun renseignement sur ses parents , ni sur les causes de sa maladie , ni sur les soins qu'on lui a donnés avant son entrée dans l'hospice. Depuis trois ans, son état est resté le même, sans aucun changement.

Depuis 1816, voilà quels sont les progrès qu'elle a faits.....Cette fille va chercher les aliments elle-même, sait se faire servir, et réclame, si elle a été oubliée; elle mange avec discernement, rejette ce qui ne lui plaît pas ; ses déjections ne sont involontaires que pendant la nuit , le jour elle va aux commodités ; elle marche beaucoup, est toujours en mouvement, et joue avec ses camarades. On est obligé de l'habiller, mais elle aide l'infirmière, et met quelquefois ses bas elle-même. Le plus souvent elle ne veut rien souffrir aux pieds et sur la tête. Sensible à toutes les intempéries, elle recherche la chaleur du poêle pendant l'hiver, le soleil au printemps , évite la pluie. Elle aime beaucoup sa fille de service, qu'elle embrasse souvent. Elle vient l'avertir de mettre en loge celles qui font du bruit ou qui se battent. Elle articule une infinité de mots , mais fort mal; elle s'efforce de répéter tout ce qu'elle entend dire; elle a une tendance remarquable pour l'imitation , et fait des grimaces auxquelles elle attache un sens, une idée; elle a donné des sobriquets à plusieurs personnes, et les répète différemment, selon qu'elle est plus ou moins contente. Elle est très-obéissante, très-passionnée, elle se met souvent en colère, et frappe; elle est entêtée, jalouse. Elle ne vole plus, ce qu'elle faisait il y a quelques années. Son physique est toujours dans le même état, sa santé est fort bonne ; elle dort bien ; ses règles sont abondantes.

IIe OBSERVATION (publiée en 1817, article *Idiotisme* du Dictionnaire des sciences médicales, gravure 3, page 520).

Audry, âgée de dix-huit ans, est idiote de naissance. Sa taille est moyenne, ses cheveux sont noirs, ses yeux louches, cachés sous l'orbite; la lèvre inférieure est épaisse, les dents sont très-belles, la peau est très-brune. Cette fille ne distingue rien, ne comprend rien; elle ne reconnaît personne. Rien autour d'elle ne la distrait; elle ne parle point; elle répète le mot *brou, brou,* lorsqu'elle désire quelque chose ou qu'elle est contente ou colère; elle est souvent occupée de ses mains, qu'elle porte à ses yeux; elle reste couchée sur son lit. Si on la lève et qu'on veuille l'habiller, elle ne veut supporter aucun vêtement que la chemise; elle va se blottir par terre, et y resterait, si l'on ne la retirait; ou elle est assise, et alors elle se meut convulsivement d'avant en arrière. Lorsqu'on apporte sa nourriture, elle est contente, répète le mot *brou, brou,* avec vivacité et plusieurs fois de suite; elle flaire ses aliments avant de les mettre dans sa bouche, qu'elle remplit si fort, que la mastication est gênée. Elle mange d'ailleurs beaucoup, et ramasse tout ce qu'elle rencontre pour le manger. Ses déjections sont involontaires, elle fait ses besoins partout où elle se rencontre; sans honte, sans pudeur, souvent elle joue avec ses seins, et se livre à la masturbation; la vue des hommes ne paraît pas l'exciter. Elle est menstruée, et très-abondamment; elle est incapable d'aller chercher ses aliments; elle ne comprend rien de ce qu'on lui dit; mais aux signes qu'on lui fait, elle comprend si l'on est fâché, en colère contre elle; mais elle ne s'en affecte point.

Progrès depuis 1817. Audry ne va pas chercher ses aliments, mais elle sait fort bien montrer par des signes qu'elle n'est pas servie. Elle mange moins gloutonnement; elle souffre des vêtements, aide sa fille de service à l'habiller, et depuis un an elle se coiffe elle-même. Elle ne se blottit plus par terre, mais s'asseoit sur une chaise percée, sous laquelle elle a soin de placer un vase pour recevoir ses déjections. Très-obéissante, elle va se promener et laver ses mains toutes les fois qu'on le lui ordonne. Elle ne joue plus avec ses seins, mais se livre à l'onanisme. Elle a un goût décidé pour le tabac, qu'elle prise avec sensualité. Elle a combiné des moyens pour s'en faire donner ; aperçoit-elle quelqu'un, elle fait des signes qui annoncent son désir ; si ces moyens ne suffisent pas, elle descend de sa chaise, et fait des efforts de mimique pour obtenir ce qu'elle souhaite. Elle ne parle pas davantage, répète le mot *brou, brou*, avec vivacité, ce qui lui fait donner le surnom de *bourdon*. Cette fille se porte bien, ses règles sont abondantes.

IIIe OBSERVATION.

Guillot, âgée de trente-trois ans, d'un tempérament sanguin, taille petite, yeux bleus, pupilles dilatées, cheveux châtains, dents mauvaises et en petit nombre, peau jaune, physionomie hébétée et douce, présentant une faiblesse des membres droits, est entrée à l'hospice le 30 mai 1809. Sa tête est petite, le front fuyant, et l'occiput aplati. A son arrivée, elle pouvait être prise pour le type de l'imbécillité au troisième degré. Absolument incapable d'actions au delà de celles qui sont relatives aux premiers besoins de la vie, elle allait chercher ses aliments, mangeait elle-même, se levait, se couchait, s'habillait seule. Très-colère, elle frappait, devenait furieuse ; elle ne parlait pas. Depuis trois ans, elle a appris à rendre service dans la salle où elle se trouve ; elle balaye, porte des seaux d'eau, fait des commissions qui sont en rapport avec le degré d'intelligence acquis. Très-obéissante, elle est aussi très-affectueuse ; elle prononce quelques mots : *là-bas, Guyot, aime bien,* etc. Elle jouit d'une bonne santé, est bien réglée, et n'a point de déjections involontaires.

On voit d'après ces faits, auxquels on pourrait en ajouter d'autres, qu'il est possible, malgré le degré d'abrutissement dans lequel se trouvent les malheureux idiots, de rendre leur sort moins affreux en les soumettant à une sorte d'éducation. Il en est peu qui soient susceptibles d'une amélioration aussi évidente, parce qu'il y a absence d'intelligence, que l'on ne peut faire naître ; mais chez les imbéciles à différents degrés, l'éducation développerait certainement le peu de facultés qu'ils ont reçues de la nature, si l'on savait les diriger.

Dans la première observation, c'est une idiote qui a fait de tels progrès en plusieurs années, qu'elle ne peut plus être comptée que parmi les imbéciles au troisième degré.

Dans la seconde, l'idiotie est déjà de beaucoup diminuée, peut-être dans quelques années devra-t-on ranger cette fille dans une espèce supérieure.

La troisième observation offre l'histoire d'une imbécile au troisième degré, qui depuis trois ans est devenue capable de faire quelques ouvrages manuels, ce qui la range dans la seconde espèce.

Marche.

L'idiotie n'affecte pas une marche régulière. Les enfants naissent privés d'intelligence, et restent tels pendant toute leur vie ; ou bien, ils se développent jusqu'à un certain point, et restent à ce degré. Quelquefois ils ont un développement extraordinaire des facultés intellectuelles, qui est suivi d'affaissement, d'idiotie. On a vu des cas tout opposés. Un enfant reste jusqu'à l'âge de dix ou douze ans dans un état d'imbécillité, tout à coup l'intelligence se développe. Enfin on en a observé d'autres qui perdent la jouissance de leurs facultés à la suite de maladies violentes.

Dès les plus tendres années, les petits êtres qui doivent être frappés de cette paralysie de l'intelligence offrent des signes que leurs parents remarquent avec peine. Les sens restent inactifs ; ils ne cherchent pas à s'instruire ; leur physionomie n'a pas cette mobilité si remarquable dans l'enfance ; on ne voit pas le développement des passions qui naissent avec l'homme, ou bien elles sont exagérées ; ils sont colères, entêtés, d'une jalousie insupportable. A l'âge où les enfants commencent à parler, à marcher, à peine peuvent-ils articuler quelques mots, et se soutenir sur leurs jambes. Tristes, moroses, quelquefois presque inanimés, ils n'ont point le sentiment de la faim ; leurs déjections sont involontaires. A l'âge de puberté, il s'opère quelquefois un changement salutaire, mais ordinairement l'idiotie persiste. Enfin ces individus sont répandus dans la société, où, suivant leur capacité, ils se livrent à différents travaux. L'idiot, au contraire, reste toujours au même degré d'inutilité. Voué à une mort prochaine, ses parents et la charité publique veillent à prolonger son existence.

Durée et terminaison.

Cette maladie commence et finit ordinairement avec la vie des individus qu'elle affecte; cependant nous avons vu qu'elle pouvait se développer après la naissance; mais, une fois déclarée, le plus souvent elle se termine avec les jours de l'infortuné. M. *Esquirol* pense que la durée de la vie est en rapport avec le degré d'idiotie; plus elle est complète, moins la vie est longue. Le terme de leur existence est de quinze à trente ans. Cependant on rencontre des exceptions; les crétins, comme nous le verrons, arrivent à une vieillesse très-avancée. Comment expliquer cette brièveté de la vie? On ne saurait le faire dans l'état actuel de la science. L'affaiblissement général et constitutionnel des organes, l'exposition continuelle à des causes de maladies, la marche ignorée de celles-ci, telles sont les conjectures que l'on peut raisonnablement faire. Mais pourquoi ces causes prochaines de mort qui entourent les idiots des plaines ne se font-elles point sentir sur les idiots des montagnes? Il faut se contenter de citer le fait, sans chercher à en expliquer la cause. L'idiotie ne peut être considérée que comme cause éloignée de la mort des individus qu'elle affecte; une maladie secondaire se développe et les fait périr. On trouve à l'autopsie des inflammations aiguës et chroniques, comme nous le verrons par la suite.

Complications.

Les idiots et les imbéciles sont scrofuleux, rachitiques, hydrocéphales, paralytiques, épileptiques, goutteux, affectés de maladies de la peau. Les filles sont hystériques. On observe des accès de manie, de mélancolie. Souvent estropiés, ils sont manchots, boiteux, les membres sont contournés, atrophiés. Enfin, ils sont exposés à toutes sortes de maladies.

Nous avons vu que, sur cent individus que j'ai observés à la Salpêtrière, il y en avait quarante-deux d'un tempérament lymphatique, et vingt d'une constitution scrofuleuse. Cette proportion prouve assez la prédominence du système lymphatique ; ce qui les conduit fréquemment au rachitisme, qui n'est que l'exagération de l'affection scrofuleuse. Quelquefois hydrocéphales, leur tête a un volume monstrueux. La paralysie frappe une partie du corps ou les membres inférieurs. A la Salpêtrière, sur cent, cinq présentent une hémiplégie simple, cinq sont hémiplégiques, avec atrophie et contracture des membres, dix sont paraplégiques, ou présentent un affaiblissement des extrémités inférieures ; ce qui fait un total de vingt, un cinquième. L'épilepsie rend leur situation plus pénible encore : avaient-ils besoin de ce surcroît d'oblitération des facultés! On remarque quelquefois des affections rhumatismales et goutteuses. Il faut bien se garder de confondre la difficulté qu'ils éprouvent alors dans leurs mouvements avec la paralysie, qui est toujours symptomatique. Ils sont souvent couverts de dartres rebelles. Les imbéciles ont de vrais accès de manie, pendant lesquels ils divaguent sur le peu d'idées qu'ils peuvent avoir. C'est surtout la manie avec fureur que l'on observe : ils sont alors fort à craindre, parce qu'ils ne voient point le danger; ils se précipitent sur tout ce qui leur offre un obstacle. Quelquefois mélancoliques, on a vu mourir à l'hospice une imbécile qui devint chagrine d'un coup qu'on lui avait donné (1). Il se développe souvent des affections internes qui ont une marche lente, et qui les conduisent ordinairement au tombeau.

Lésions cadavériques.

Ce qu'il importait le plus de constater dans les ouvertures de corps de ces individus, c'était la lésion du cerveau, des nerfs de la vie animale et organique. Les auteurs anciens ont principalement recherché les lésions cérébrales. *Morgagni* (2) a trouvé le cerveau très-dense. *Willis* parle de la petitesse de cet organe. *Mekel* dit que la substance cérébrale est plus légère, plus sèche chez les idiots que chez les hommes sains. *Malacarne* a remarqué que les circonvolutions du cer-

---

(1) Dictionnaire des sciences médicales; *Idiotie.*

(2) De sedibus et causis morborum, lib. 1, epist. 8.

veau et du cervelet étaient moins nombreuses ; il a de plus trouvé dans le crâne d'un idiot la gouttière basilaire de l'occipital (1) offrant une direction presque horizontale, de sorte que la moelle était comprimée avant son entrée dans le rachis. M. *Esquirol* a observé que les ventricules latéraux étaient rétrécis et imparfaitement développés. J'ai ouvert plusieurs idiots ; le cerveau était très-dense, les circonvolutions cérébrales peu profondes et moins nombreuses. Le scalpel avait une résistance à surmonter dans la dissection de la substance médullaire principalement. On a négligé d'ouvrir le canal rachidien et d'examiner les nerfs de la vie organique. Cependant l'on voit, dans une thèse soutenue sur l'idiotisme, en 1819, par M. *Cayre*, la description d'une seule autopsie faite sur un idiot de naissance. L'auteur rapporte que les ganglions du grand sympathique étaient très-volumineux, les ganglions cervicaux fort gros, surtout les supérieurs, qui avaient un volume trois fois plus grand que de coutume ; ceux du thorax étaient aussi plus gros que dans l'état sain. Les ganglions semi-lunaires, dont le volume était augmenté, donnaient naissance à des nerfs nombreux et développés.

Si l'on examine les désordres des organes de la poitrine et du ventre, les altérations sont souvent effrayantes. Les poumons sont désorganisés par la phthisie, les plèvres remplies de sérosité, les intestins enflammés, ulcérés, perforés. Il est rare, en effet, de ne

---

(1) Journal scientifique de Turin, p. 341.

pas trouver à l'autopsie des idiots des inflammations intestinales, qui ont produit pendant leur vie des diarrhées qui les ont épuisés.

Je rapporterai l'autopsie d'une imbécile au troisième degré, qui a présenté des désordres effroyables. Picard, âgé de vingt-six ans, d'un tempérament lymphatique, sur le compte de laquelle on n'a pu se procurer aucuns renseignements antécédents à son entrée, allait chercher ses aliments elle-même, et n'avait point de déjections involontaires. D'un caractère fort doux, elle se mettait rarement en colère, se laissait même battre sans rien dire. Elle ne parlait pas, balbutiait quelques mots inintelligibles. Ses règles étaient abondantes. Vers la fin du mois de septembre 1823, elle s'alita. Son physique annonçait de la douleur, mais elle ne pouvait signaler le lieu de ses souffrances. Complétement insensible, elle ne laissait échapper aucune plainte. Refusant toute espèce de médicaments et de soins, elle ne tarda pas à succomber. On ne remarqua point de dévoiement.

Autopsie.

Le crâne a dix-huit pouces de circonférence. Os minces, diploé rare, dure-mère saine, arachnoïde injectée. Circonvolutions cérébrales antérieures peu profondes, et moins nombreuses que celles de la région postérieure. Substance corticale de couleur et de consistance naturelles. Substance médullaire très-dense, surtout antérieurement. Ventricules latéraux dans l'état naturel. Cervelet moins dense que le cerveau. Protubérance et bulbe rachidien durs.

Poitrine. Double hydrothorax, plus considérable à gauche; le poumon de ce côté est tellement refoulé, qu'il est réduit au volume du poing; très-dense, comme carnifié; il est absolument imperméable à l'air; il est recouvert de fausses membranes. Le poumon droit est moins diminué de volume, mais est très-peu perméable. Cœur petit et flasque.

Abdomen. Surface péritonéale des petits et gros intestins recouverte de tubercules miliaires. Leur surface interne est rouge. Matières moulées dans les gros intestins. Foie de couleur marbrée, d'une densité considérable. Rate fort dense.

Diagnostic.

Nous voici arrivés au point le plus important de l'histoire de l'idiotie. Il faut tâcher de prouver que cette maladie est bien tranchée, et ne doit pas être confondue avec d'autres qui ont à peu près les mêmes caractères. La démence et la monomanie sont les deux affections qui peuvent en imposer au médecin. Le célèbre M. *Pinel* a rapporté des observations d'idiotisme qui ne sont que des exemples de démence. Dans son Traité d'aliénation mentale, on lit ce qui suit : Idiotisme produit par des affections vives et inattendues; idiotisme, espèce d'aliénation guérie par un accès de manie, etc. On voit que M. *Pinel* s'en rapportait principalement aux symptômes, dans l'appréciation qu'il faisait de l'idiotisme, quelles qu'en fussent les causes; cependant il reconnaît un idiotisme de naissance, qu'il regarde

comme incurable. Cette affection appartient exclusive-
à l'enfance, et doit être soigneusement distinguée d'autres maladies qui surviennent lorsque les facultés intellectuelles sont arrivées à leur entier développement.
Dans le premier cas, il y a obstruction ou empêche-
ment des facultés; dans le second, l'affaissement ou
l'oblitération ont suivi l'entier développement de l'intelligence. Il est donc important de saisir cette différence, afin de ne pas tourmenter par des remèdes in-
tempestifs les individus que la nature a fait naître
imparfaits, et laisser, au contraire, une lueur d'espé-
rance, et même la certitude de guérison pour ceux que
l'on rapprochait de l'état des premiers.

On distinguera facilement l'idiotie de la démence.
La première est une maladie le plus souvent incurable;
la seconde est susceptible de guérison. L'une commence
avec la vie, ou dans un âge qui précède l'entier développement de l'intelligence; l'autre se manifeste après
la puberté : celle-ci appartient exclusivement à l'enfant ; celle-là est principalement une maladie de la
vieillesse. L'idiot offre des traces d'une organisation incomplète; l'homme en démence paraît seulement avoir
l'organe cérébral affaibli. L'un est tout ce qu'il peut être
relativement à son organisation ; l'autre est hors de sa
nature ; le premier ne vieillit pas, le dernier peut par-
courir une longue carrière. A l'autopsie, les idiots offrent des vices de conformation, d'organisation, tandis
que dans la démence, on trouve des lésions organiques
plus ou moins récentes.

La monomanie peut tromper les praticiens qui ne
sont pas familiarisés avec ce genre d'affection. Un homme

perd tout à coup la parole, il n'exécute aucun mouvement, il fait ses besoins là où il se trouve, toutes les facultés intellectuelles et affectives semblent anéanties : est-il idiot? Une idée dominante le retient, l'enchaîne à la même place. Lorsqu'il est guéri, il rend compte de ce qu'il éprouvait, et des motifs qui l'empêchaient de parler et d'agir. Un jeune homme, posé, assis, étendu là où on le plaçait, ne mangeait pas si l'on ne lui portait ses aliments à la bouche ; les déjections semblaient involontaires ; il fallait l'habiller ; il ne parlait pas, il ne donnait aucun signe de sensibilité, et se laissait piquer par les insectes. Lorsqu'il fut guéri, il avoua qu'une voix intérieure lui répétait sans cesse : *Si tu bouges, tu es mort*. Ce fait, rapporté dans l'article *Idiotisme* du Dictionnaire des sciences médicales, aurait été cité comme exemple d'idiotisme avant que M. *Esquirol* eût fixé l'attention des médecins sur ce genre de monomanie (1).

Variétés.

Les crétins et les cagots présentent les seules variétés que l'on remarque dans l'idiotie. Les albinos, comme nous le verrons, ont été à tort réunis à ces derniers. Les crétins sont les idiots des montagnes, quoiqu'ils se rencontrent quelquefois dans les plaines. Les lieux où ils s'observent en plus grand nombre, sont : les gorges du Valais, les vallées d'Aoste et de Maurienne, les Cordilières et les monts Krapaks. Ils ont des caractères qui

---

(1) C'est bien là un exemple de stupidité ou démence aiguë.

les font différer des idiots des plaines ; une prédominance lymphatique énorme, des goîtres qui souvent descendent jusqu'au ventre. Cette maladie est endémique, l'idiotie est sporadique.

On a beaucoup varié sur les causes du crétinisme. M. *Desaussure* (1) observe qu'on ne rencontre point de crétins dans les villages élevés de cinq à six cents toises au-dessus du niveau de la mer. M. *Fodéré*, leur compatriote, a fait un excellent traité du goître et du crétinisme ; il l'attribue à l'air échauffé et humide que respirent les habitants, à la malpropreté, au défaut de circulation des vents dans les gorges des montagnes. Il a combattu les opinions des auteurs qui prétendaient que les eaux crues, plâtreuses et provenant de la fonte des glaces, produisaient cette affection ; ce qu'avait signalé avant lui M. *Desaussure*. Il rejette aussi l'influence de l'ivrognerie et de la débauche, la dégénération de la lymphe par suite d'une maladie lépreuse. Une cause spécifique pour M. *Fodéré*, serait la compression des artères carotides par les masses goîtreuses, qui gênerait la circulation cérébrale. L'influence de l'humidité a été constatée par ses expériences hygrométriques, qui prouvent que le nombre des crétins est en rapport avec la progression de l'humidité dans le Valais. M. *Ramond* croit que le mépris et l'avilissement qui entourent les crétins ont dû contribuer à la production du crétinisme. Cette supposition n'est point admissible pour les crétins de la Suisse, qui sont un objet de vénération pour les

---

(1) Voyage dans les Alpes.

familles, qui les regardent comme des êtres privilégiés. M. *Vyn*, Allemand (1), croit qu'il est dû à la grande fraîcheur des soirées et au passage subit d'une température très-chaude à une autre très-froide. Il est aisé de s'apercevoir que les observateurs se sont trop appesantis sur chaque cause en particulier, et que cette affection dépend de l'action de ces causes réunies; si l'on fait en outre attention qu'elle est souvent héréditaire, que, d'après les observations de M. *Fodéré*, une personne saine unie à un crétin donne naissance à un demi-crétin, on voit que la cause primordiale du crétinisme est puisée dans la génération.

Cette maladie affecte, en général, une marche plus régulière que celle de l'idiotie des plaines. La plupart des enfants qui doivent être crétins naissent avec un petit goître de la grosseur d'une noix, ou bien ils sont bouffis, volumineux; ils tètent difficilement, dorment toujours. A l'âge où les autres enfants commencent à parler, à peine peuvent-ils prononcer les voyelles sans les consonnes. Jusqu'à l'âge de dix ou douze ans, ils sont souvent incapables de porter leurs mains à leur bouche. Ils sont aussi très-tardifs à marcher. La tête n'est pas proportionnée au volume de leur corps; petite, en général, elle est plate au sommet. Le visage est carré, les yeux sont petits, enfoncés; le regard est fixe et égaré, la poitrine étroite et aplatie; les doigts sont longs et maigres, les pieds souvent difformes. La puberté est tardive; les organes génitaux prennent alors un dé-

---

(1) Voyage en Suisse.

veloppement énorme. Les crétins se livrent avec fureur à l'onanisme. Les membres inférieurs sont, à cette époque, capables de les supporter ; la marche est vacillante ; ils vont de leur lit au foyer, du foyer à leur lit : cette distance est pour eux un voyage ; s'ils rencontrent un obstacle, ils ne l'évitent point, ils se frappent, et tombent souvent. Arrivés au terme de leur accroissement, leur taille est de quatre à cinq pieds ; la peau devient brune : on les nomme *marrons*. La sensibilité est très-obtuse ; le froid, le chaud, les coups ne les affectent point ; les matières fécales s'échappent sans qu'ils s'en aperçoivent. La plupart sont sourds et muets. Leur indifférence est extrême ; ils n'ont aucun sentiment de reconnaissance. Beaucoup meurent de vieillesse, étant peu sujets aux maladies.

Les crétins ne sont pas toujours plongés dans cet état de nullité. M. *Fodéré* en a observé plusieurs dont les facultés étaient assez étendues. Cette affection diminue depuis qu'on a fait cesser l'influence d'une partie des causes qui la produisaient. L'usage adopté de faire nourrir les enfants dans les plaines par une bonne nourrice, l'assainissement des habitations, le desséchement des marais, la coupe des bois qui entouraient les maisons, le diguement des rivières, l'établissement de routes larges, l'esprit d'industrie qui règne dans le Valais, tout concourt à faire diminuer un fléau qui faisait honte à l'espèce humaine.

On appelle *cagots, cagneux, capots*, etc., une race d'hommes que l'on rencontre dans les Pyrénées, le Béarn, la Navarre, et dans les marais de la Guyenne et de la basse Bretagne. Ceux-ci, voués de temps immémorial à la misère, à l'ignominie et aux infirmités, séparés du reste de la population, ont les facultés intellectuelles très-bornées. M. *Ramond* (1) fait descendre cette peuplade des Ariens et des Goths. Il prétend que les familles étaient originairement lépreuses, que la lèpre a fait dégénérer la lymphe, et que le crétinisme est dû à cette dégénération. Ce savant n'a pu donner que des conjectures sur la persistance de cette race, qui présente les mêmes caractères de malheur dans les différentes provinces, et qui vit hors de la société, qui la dédaigne. La cause de cette dégradation serait, selon lui, la misère, le mépris et l'avilissement qui les environne. On ne peut accuser l'humidité et le défaut de circulation de l'atmosphère; car beaucoup des contrées qu'ils habitent sont saines; ni la paresse, les habitants du Béarn et de la Navarre sont très-actifs. Sans chercher à résoudre une question aussi difficile, je crois que la persistance de cette maladie est due à l'alliance que sont obligés de contracter ces individus rejetés du sein de la société; qu'il serait d'un gouvernement sage de les disséminer, afin d'empêcher leur union (2).

---

(1) Observations faites dans les Pyrénées.

(2) Dans ces derniers temps, M. Marchant, qui avait entre ses mains un exemplaire de ma thèse et qu'il m'a dit avoir consultée, sans cependant me nommer, a fait un travail sur le crétinisme qui ne manque pas d'intérêt.

Voici les principales observations faites sur les habitants des Pyrénées pour déterminer les causes du crétinisme.

1° La conformation physique de l'homme présente de nombreuses dissemblances dans les Pyrénées, soit que les études des populations

On a confondu les albinos avec les idiots. M. *Paw*,
dans ses Recherches philosophiques sur les Américains,

---

des vallées diffèrent, soit que dans la même vallée on compare entre
eux les habitants des villages qu'elle renferme.

2° Cette conformation varie selon la position géographique des villages ; elle est plus avantageuse sur les hauteurs et dans le voisinage de
la plaine, qu'elle ne l'est dans les vallées profondes et entourées de hautes
montagnes. Ainsi le type physique des habitants du centre de la chaîne
est moins régulier, moins beau que le type physique des Pyrénéens qui
occupent l'extrémité orientale et surtout l'extrémité occidentale de cette
chaîne de montagnes. Entre ces deux extrémités, le centre, la taille de
l'homme et sa constitution se trouvent, dans certains rapports, déter-
minés avec l'élévation des montagnes et la profondeur des vallées qu'elles
circonscrivent.

3° La conformation physique des habitants des Pyrénées est en rapport direct avec leurs aptitudes intellectuelles et morales.

4° La population pyrénéenne peut se diviser en deux grandes catégories : la première se compose d'hommes robustes, bien conformés,
très-actifs et très-intelligents ; la seconde comprend des êtres petits,
sans harmonie de proportion des diverses parties du corps, d'une intelligence très-bornée et d'une grande indolence. Entre ces deux catégories extrêmes, dont l'une habite les hauteurs et le voisinage des plaines, l'autre les vallées basses et profondes, il est possible d'établir une
échelle proportionnelle par rapport à l'organisation physique de l'homme
et aux différents degrés de son intelligence.

5° Une conformation irrégulière, un défaut d'harmonie entre les
membres et le tronc, nous paraissent être les premières empreintes du
crétinisme. Cette affection n'est pour nous qu'une exagération, un
degré plus avancé des traits physiques et intellectuels qui distinguent
les Pyrénéens de la seconde catégorie. De telle sorte que dans les Pyrénées il nous semble possible d'étudier le crétinisme dans la marche d'é-
volution, ce qui devrait favoriser les recherches sur l'étiologie de cette
affection.

6° Les différences physiques, intellectuelles et morales des Pyrénéens,
dans leurs rapports avec les localités où on les constate, sont fort peu
tranchées dans tous les points habités par une population commerçante,

dit qu'il y a beaucoup d'idiots parmi les albinos, ce qui ne veut pas dire que tous les albinos soient des idiots.

industrielle et civilisée, ce qui explique très-bien l'influence de la civilisation sur l'homme.

7° D'après ce qui a été dit sur les rapports qui existent entre le crétinisme et le type physique de quelques habitants des Pyrénées, il est facile de comprendre qu'étudier les causes de ce type c'est étudier certaines causes du crétinisme.

8° Il existe des rapports incontestables entre la richesse de la végétation et la constitution physique de l'homme ; ces rapports, toujours inverses, sont-ils de simples rapports de coïncidence ? ou bien une végétation trop vigoureuse peut-elle exercer une influence fâcheuse sur les populations qui vivent au milieu d'elle ?

9° L'humidité du sol, celle de l'atmosphère, semblent jouer un très-grand rôle dans la production du goître et du crétinisme ; cette condition hygiénique peut être considérée comme une de celles qui coïncident le plus fréquemment dans les Pyrénées avec la présence du goître et du crétinisme. Elle manque cependant dans quelques villages dont les habitants sont décimés par ces affections ; le goître et le crétinisme ne sont endémiques que dans les vallées basses et profondes.

10° Il est incontestable que l'usage pour boissons de certaines eaux peut être préjudiciable à la santé de l'homme. L'usage des eaux dans les Pyrénées n'est pas une cause indispensable du goître et du crétinisme.

11° La malpropreté et la misère, une alimentation de mauvaise nature, étant des conditions hygiéniques communes à toutes les localités des Pyrénées, on ne peut les regarder comme les causes déterminantes du goître.

12° Les habitants de chaque village ne s'allient que fort rarement dans les Pyrénées à ceux d'un village voisin. De cette funeste habitude doit nécessairement résulter, à la longue, la dégradation de la population.

Voici ce que renferme de plus saillant l'exposé des doctrines de M. Marchant, qui viennent confirmer ce que j'ai avancé, que c'est surtout à empêcher les alliances que doivent tendre les efforts des philanthropes ; quant à la cause essentielle du crétinisme par rapport aux localités, il est certain que l'assainissement des habitations, le percement

C'est donc une erreur de les regarder comme formant une variété de l'idiotie. On a nommés *albinos* (1) des hommes de certains climats chauds, dont la peau, au lieu d'être fortement colorée, présente sur toute la surface du corps un blanc mat assez désagréable. Ces individus sont nés de parents noirs, cuivreux ou olivâtres. On les nomme *albinos* dans l'isthme de Panama, *doudos* en Afrique, *bedas* à Ceylan, *chacrelos* à Java, *nègres blancs* parmi nous. Le lieu où on les rencontre en plus grand nombre est l'isthme de l'Amérique, contrée remarquable par l'humidité, la chaleur et l'insalubrité du climat. Ils ont, en général, la peau très-blanche, les yeux rouges, les cheveux et les poils blancs; ils sont héméralopes.

Il y a, dit-on, beaucoup d'idiots parmi eux. Cependant on en voit qui, bien loin d'être privés d'intelligence, ont les facultés intellectuelles très–étendues ; quelques-uns sont cités comme possédant plusieurs langues. M. *Esquirol* a connu un individu appartenant à une très-grande famille qui est albinos. Il est rempli de raison et d'esprit ; il a deux enfants qui ne sont pas comme lui. Pour se donner plus d'assurance dans le monde, il a soin de se peindre les cheveux et les sourcils. Il existe de nos jours un albinos qui se montre publiquement, et qui répond fort juste à toutes les questions qui lui sont adressées. On ne doit donc pas classer

---

des routes, l'écoulement facile des eaux, seraient des moyens d'hygiène fort convenables dans les vallées où les améliorations ont tant de peine à s'introduire.

(1) *Albus*, blanc.

les albinos parmi les idiots, mais les considérer comme une variété accidentelle de l'espèce humaine.

Traitement.

Quand on dit *traiter* on ne dit pas *guérir*, car on peut traiter sans guérir ; mais si l'on traite, on désire toujours soulager l'homme malade. C'est dans cette intention que je propose un traitement pour l'affection dont il s'agit, affection qui est, dit-on, nécessairement incurable. Il existe un vice de conformation, la maladie est congéniale ; elle est quelquefois héréditaire, et tout ce qu'on peut tenter est inutile, voilà ce que l'on ne cesse de répéter. Il est bien certain que l'on ne peut faire éclore l'intelligence chez un idiot ; mais n'existe-t-il pas des êtres moins imparfaits dont on pourrait améliorer le sort en développant, s'il est possible, le peu de facultés qu'ils ont reçues en partage? N'avons-nous pas vu, en outre, qu'il existait une idiotie secondaire qui peut permettre, jusqu'à un certain point, l'espoir d'une guérison? Dans tous les cas, rien ne peut excuser l'espèce d'abjection et d'avilissement dans lequel sont tombés ces malheureux disgraciés de la nature. Mais, s'il en est ainsi parmi nous, ils sont bien vengés par les préjugés, qui, dans certains pays, les font regarder comme privilégiés. Les habitants du Valais s'estiment fort heureux quand ils ont dans leur maison un crétin, que le ciel, disent-ils, s'est plu à combler de ses bienfaits. Ce n'est point de la vénération que je réclame aujourd'hui, c'est de l'humanité ! Déjà la bienfaisante

administration des hôpitaux et hospices civils de Paris
a recueilli dans son sein beaucoup de ces infortunés ;
elle les a confiés à des médecins éclairés, qui veillent
sans cesse à leur conservation. Chargé de la division
dans laquelle ils se trouvent réunis, j'ai dû les observer,
et tâcher de pénétrer s'il n'existe pas des moyens d'améliorer leur sort. Je crois qu'on peut le faire en les soumettant dès l'enfance à une éducation tout à la fois intellectuelle et médicale. On apprécierait avec soin leur
degré de capacité, et l'on proportionnerait leurs travaux
à leur intelligence; le médecin les entourerait de toutes
les précautions hygiéniques convenables, et favoriserait
les efforts de la nature. A l'âge de puberté, on profite-
rait de l'énergie qui se développe à cette époque, pour
leur donner une direction quelconque. On aurait soin
de régulariser leurs actions, ce qui ménagerait leur
attention. L'habitude et l'imitation seraient, pour
beaucoup d'entre eux, les seules causes de progrès ;
mais qu'importe, pourvu qu'ils devinssent utiles ! L'ex-
périence et la philanthropie détermineraient bientôt
quelles sont les règles les plus convenables à suivre dans
ces différentes circonstances (1).

---

(1) C'est ce qu'ont essayé de faire avec plus ou moins de succès
MM. Félix Voisin et Séguin.

En 1834, M. le docteur Voisin s'est adressé à l'Académie des sciences, afin de signaler le besoin de l'époque pour la création d'un établissement dit orthophrénique. Ce médecin s'exprimait ainsi :

« N'est-ce donc pas un immense service rendu aux hommes en particulier et à la société en général, que la fondation d'un établissement
spécial où l'on fait pour l'intelligence, pour le développement des facultés affectives, pour le redressement des penchants dangereux, pour

Si nous remontons aux causes de l'idiotie, nous voyons qu'elle peut dépendre d'études précoces, de

---

la guérison des vices de cœur, ce qu'autre part on fait pour les difformités du corps? »

On sait le peu de succès qu'ont eu les premières tentatives de M. Voisin pour fonder un établissement de ce genre; il y avait d'ailleurs, comme je l'ai exprimé dans une lettre à l'Académie des sciences, une sorte de danger de rapprochement de ces êtres disgraciés de la nature, qui, souvent épileptiques et indomptables, ne pouvaient que donner un funeste exemple à leurs camarades.

Je dois ajouter cependant qu'un établissement pareil où des divisions distinctes permettraient d'établir des catégories d'idiots et d'enfants gâtés, ou, comme le dit M. Voisin, enfants nés extraordinairement, présenterait une utilité qui donnerait de bons résultats; mais il faudrait qu'un tel établissement fût monté sur une grande échelle et dirigé habilement par un médecin ayant sous ses ordres des maîtres d'une patience à toute épreuve.

Voyons maintenant les services rendus par M. Séguin à la classe des idiots.

Ici des faits et des résultats: M. Séguin n'est pas médecin; mais c'est un homme intelligent, qui a étudié et compris ce qu'est un idiot, un être inattentif; en le fixant, en lui faisant exercer régulièrement les membres, les actes et les idées, on peut, comme je l'ai indiqué, s'adresser directement au mécanisme de l'intelligence et la développer jusqu'à un certain point; car ne croyez pas aux succès immenses, il ne faut pas chercher à éblouir les esprits crédules qui pourraient croire qu'un idiot peut être tellement modifié qu'il puisse devenir homme normal.

M. Séguin a aussi fait des tentatives d'un établissement privé destiné à l'éducation des idiots, mais sans avoir pu réussir à le faire fructifier; il fallait qu'il s'adressât d'abord aux hôpitaux, là où il y a un grand nombre de sujets et des capitaux considérables pour qu'une entreprise de ce genre pût être soutenue. L'administration des hospices a accueilli favorablement les essais heureux de M. Séguin, et lui a d'abord donné sous sa direction un service d'idiots à l'hospice des Incurables, où il a prouvé en moins d'une année des succès indubitables. Quels sont les maladies violentes. Combien d'enfants nés avec les dispositions les plus heureuses perdent ainsi la jouissance de leurs facultés ! Dans les premiers cas, les enfants se

moyens employés par M. Séguin ? Il commence par obtenir le silence, fait mettre en rang les idiots, obtient ensuite qu'ils marchent régulièrement ; pour assurer l'équilibre du corps, il leur fait porter aux mains des dombelles qui manœuvrent avec eux. Vient ensuite l'exercice de l'échelle ; les enfants s'exercent à monter échelon par échelon. Tout se fait avec une sorte de résistance de la part de ces pauvres élèves ; mais avec une force de volonté et une patience au-dessus de tout éloge, M. Séguin obtient plus ou moins de progrès par cette gymnastique.

Il essaye enfin le développement de l'intelligence. Il commence par s'assurer de la prononciation de certaines lettres labiales pour arriver aux linguales ; il arrive à la lecture, à la notion des couleurs, des formes, au rapport de la figure avec son nom, au rapport du mot écrit et prononcé avec l'idée qu'il représente.

Relativement à la moralité, les enfants idiots gagnent généralement ; ils deviennent obéissants, et on obtient que leur impatience diminue. On les punit lorsqu'ils commettent des fautes, et l'on domine leurs penchants et leurs passions.

M. Séguin, dans un travail qu'il m'a remis, cherche à éclaircir quelques points obscurs de l'idéologie. Les notions, dit-il (et non pas, comme on l'a prétendu, les idées), s'acquièrent par les sens. Ce principe posé lui a servi à la limite des premières études des idiots. En effet, attention, comparaison, jugement sont des abstractions, et pour M. Séguin il n'y aurait dans tout phénomène intellectuel que sensation, notion, idée, dont dérive l'intelligence. Ce n'est pas ici l'occasion de discuter longuement sur ces principes ; mais il ne peut y avoir de notions sans perception, et la perception du cerveau ne peut être exacte que lorsque l'organe est dans un état normal. De la perception viendrait la notion, phénomène acquis, et enfin l'idée ; mais l'idée d'une chose n'a de valeur qu'autant qu'elle est applicable par la comparaison ou l'idée des rapports d'où dérive l'appréciation, le jugement, et enfin le raisonnement. Eh bien, je dis que vous pourrez donner à l'idiot des perceptions plus régulières, des notions exactes, quelques idées ; mais il ne fera jamais de ces idées ce que peuvent faire ceux qui, ayant une livrent à des études au-dessus de leur âge, ils sont des prodiges; mais bientôt, si l'on ne tempère cette activité cérébrale, ils tombent dans l'affaissement. Il faut donc prévenir ce résultat funeste par une conduite sage et modérée. Dans le second cas, l'affaiblissement intellectuel peut coïncider avec une faiblesse générale, qui peut se relever avec les forces du malade. Mais si cet état persiste, devra-t-on abandonner l'enfant à son triste sort? Je pense que, dans ces deux circonstances, il

---

bonne organisation cérébrale, les appliquent à des comparaisons multipliées et à des jugements étendus.

Terminons en disant que des tentatives heureuses sont faites pour l'éducation des idiots, qu'il faut persévérer dans cette excellente voie, et qu'il est probable que l'on pourra utiliser ces êtres infortunés dont on développe simultanément le physique et le moral, à des ouvrages manuels qui prouveront un certain développement intellectuel; mais ne croyez pas à ce qu'on pourrait appeler une *guérison*, c'est-à-dire à un perfectionnement intellectuel entier; il y a quelque chose de plus fort que tous vos moyens; c'est un vice d'organisation qui subsistera comme subsiste un membre déformé ou un tendon rétracté.

Dans une visite que j'ai faite à Bicêtre dans ces derniers temps, j'ai vu en effet des idiots manœuvrer devant moi suivant la méthode de M. Séguin, et j'ai admiré ses procédés et quelques-uns de ses succès; mais j'ai vu aussi que parmi ces idiots à figures caractéristiques il y avait un mélange d'épileptiques. Je suppose qu'ils ont été placés là pour servir de moniteurs à leurs voisins et pour les rectifier dans leurs mouvements. J'aurais désiré aussi qu'on me désignât les insuccès, car je ne puis croire que certains idiots ne soient réfractaires à ces tentatives d'éducation (1).

Toujours est-il que les philanthropes ne peuvent qu'encourager les soins attentifs de M. Séguin et la bonne direction médicale de MM. Voisin et Leuret.

---

(1) Ces manœuvres avaient lieu devant un des membres de la commission de l'Institut.

faudra le soumettre à une seconde éducation, ménager ses progrès, et l'amener, s'il est possible, à un nouveau développement de l'intelligence.

Les femmes enceintes devront éviter avec le plus grand soin tout ce qui peut faire sur elles une impression physique ou morale. Combien de mères ont à se reprocher des imprudences pendant la gestation ! combien font ainsi le malheur de leurs enfants et de leur famille ! On évitera les coups et les chutes sur la tête de l'enfant en lui faisant porter un bourrelet suffisamment garni. On se gardera de l'exposer à des impressions morales vives, et surtout à celle de la peur. On l'éloignera des lieux humides, qui disposent d'ailleurs à l'affection scrofuleuse.

Les idiots seront traités avec d'autant plus d'égards que leur position est plus affreuse. Il faut surtout entretenir autour d'eux la plus grande propreté ; leurs aliments seront de bonne qualité, abondants, sans superflu, afin d'éviter qu'ils en abusent, ce qui leur arrive toujours. Les soins et les bons procédés ne sont pas toujours perdus ; ils peuvent amener des progrès, comme nous l'avons vu dans le courant de cette dissertation.

CONCLUSIONS.

1° L'idiotie est primitive ou consécutive à la naissance avant l'âge de puberté.

2° L'idiotie présente deux genres, *l'imbécillité* et *l'idiotie* proprement dite. La première offre trois espèces principales qui sont établies sur le degré d'aptitude correspondant au degré de développement de l'intelligence. La seconde présente deux espèces mesurées sur l'absence presque totale ou totale des facultés intellectuelles et affectives.

3° Il n'y a point de forme de crâne propre à l'idiotie; mais cette affection s'accompagne fréquemment de vices de conformation.

4° La vie des idiots des plaines est d'autant moins longue que les facultés intellectuelles présentent une oblitération plus complète.

5° L'idiotie est une maladie qui se développe à la naissance ou lorsque les facultés intellectuelles ne sont pas arrivées à leur entier développement, ce qui la distingue des affections avec lesquelles on l'avait confondue.

6° Les crétins et les cagots présentent les seules variétés que l'on remarque dans l'idiotie.

7° Cette maladie peut être traitée avec avantage, mais non pas guérie.

Je terminerai cette dissertation par l'observation fort curieuse d'une fille hydrocéphale, imbécile au troisième degré, et par celle d'un imbécile au premier degré, qui est mort dernièrement dans mon établissement (1).

Marguerite Vergne, âgée de dix-huit ans, petite de taille, d'un tempérament lymphatique, scrofuleuse, rachitique, a les yeux gris, louches, les pupilles dilatées ; les cheveux sont blonds, les dents et les gencives mauvaises ; la physionomie est douce, mais sans expression ; le visage est bouffi. Paralysie des membres inférieurs, et surtout à droite. Le membre inférieur de ce côté est moins long que le gauche ; il est amaigri, atrophié, rétracté. Le bras droit est dans le même état; la tête, énormément développée, a vingt-un pouces et demi de circonférence ; les sutures paraissent entièrement formées. Elle est entrée à la Salpêtrière le 23 juin 1823. Elle mange sans qu'on l'aide, et irait même chercher ses aliments, si elle n'était estropiée. Elle est réglée abondamment ; ses déjections sont involontaires. Elle marche et monte les escaliers en s'appuyant sur une chaise qu'elle porte devant elle. Dans son dortoir, elle s'avance assise ; et, s'aidant de son bras non paralysé, elle fait exécuter à son siége des mouvements qui la font avancer. Épileptique dès sa plus tendre enfance, les membres du côté sain sont agités de mouvements convulsifs. Très-colère, méchante, elle mord et frappe ; gourmande, elle cherche à prendre les aliments des autres. Elle se livre avec fureur à l'onanisme. Lorsqu'on l'interroge, elle répond à ce qu'on lui demande, pourvu que ce soient des choses qui la concernent. Elle répète souvent d'une voix grêle : *Je dirai dix, cent* Pater *pour*

---

(1) Rue de Charonne, à Paris.

vous. Elle a le sentiment de la reconnaissance ; elle est même caressante pour la personne qui la sert. Elle voit sa mère avec plaisir. Avant son entrée à l'hospice, elle venait de perdre son père ; elle en fut affligée ; elle dormait peu et paraissait agitée la nuit. Pendant le jour, elle se vautre souvent dans la boue, et s'expose à la pluie, au soleil. Elle ne paraît pas craindre le froid.

Vers le mois d'octobre 1823, elle eut un vomissement de sang. Elle entra à l'infirmerie. (Application de sangsues ; tisane adoucissante ; repos et diète.) Le vomissement cessa ; mais il survint un dévoiement qui se prolongea plusieurs mois. Les matières âcres enflammèrent la peau correspondante au sacrum ; il en résulta une ulcération qui ne fit que s'agrandir malgré tous les soins possibles. Cette fille se plaignait souvent de maux de tête, de pesanteurs, de chaleur au visage. Elle succomba le 10 avril 1824.

Autopsie.

Proportions générales du crâne considérablement augmentées ; les os sont durs, et opposent de la résistance à la scie ; leur épaisseur est d'une ligne, d'une ligne et demie. On observe des os wormiens à la réunion de l'occipital avec les pariétaux. La dure-mère a suivi le développement du cerveau ; elle est saine. L'arachnoïde est légèrement injectée, et adhérente à la substance corticale, principalement en avant de l'hémisphère gauche.

Le cerveau est énormément distendu par de la sérosité; ses hémisphères forment deux espèces de poches. A leur surface, la substance corticale est ramollie et facile à enlever, particulièrement à la partie antérieure et gauche. Les circonvolutions sont presque entièrement effacées de ce côté, et dans quelques points, l'amincissement est tel, que le moindre effort a suffi pour déterminer une rupture; à droite, l'amincissement est beaucoup moins considérable.

Les ventricules, énormément dilatés, laissent échapper une grande quantité de sérosité. Le ventricule gauche présente, 1° des parois très-minces, formées par les substances médullaires et corticales, réduites à une couche très-mince dans plusieurs endroits; 2° des brides assez nombreuses de nature médullaire, s'étendant d'une paroi à l'autre; 3° à la partie postérieure de la cavité, un prolongement médullaire qui s'étend du pédoncule du cerveau à la paroi extérieure et inférieure de la poche cérébrale, et qui semble être les restes de la couche optique; 4° un léger renflement, situé en avant et en dehors de ce prolongement, qui paraît être le résultat de l'atrophie du corps strié. La corne d'Ammon est saine. Le *septum lucidum* est entièrement détruit. Le ventricule droit contient beaucoup moins de sérosité; ses parois sont plus épaisses; la substance médullaire est consistante. La couche optique, le corps strié et la corne d'Ammon sont sains.

Le cervelet est plus volumineux, plus étendu à gauche qu'à droite; ses deux lobes ne sont point parallèles.

L'arachnoïde, supérieure et inférieure à ceux-ci, est épaissie; une matière purulente verdâtre est infiltrée au-dessous d'elle dans plusieurs points de sa surface.

La substance corticale du lobe gauche est d'un gris ardoisé, et ramollie. La substance médullaire est de consistance naturelle. A droite, la substance corticale est saine, la substance médullaire compacte et résistante.

La protubérance annulaire est dans l'état naturel. Le prolongement spinal offre une coloration verdâtre qui s'étend jusque dans son intérieur.

Thorax. Plèvre adhérente à droite dans l'étendue de la paume de la main. Poumons sains. Cœur petit et flasque.

Abdomen. Estomac peu injecté. Les intestins grêles sont agglomérés à la partie inférieure. La membrane muqueuse est rouge dans plusieurs points de son étendue, mais sans ulcération. Les gros intestins contiennent des matières jaunes et liquides. Les autres organes sont sains.

OBSERVATION *d'un idiot partiel ayant les facultés du calcul et de l'ordre, mort en 1842. Autopsie.*

M. D. . . . . . ., âgé de quarante-huit ans lorsqu'il entra dans l'établissement, était d'une assez bonne constitution ; d'un caractère doux, il avait toujours eu l'intelligence peu développée ; ce n'est qu'à force de maîtres et de soins qu'on était parvenu à lui apprendre à lire, à écrire et à compter. Il possédait une faculté extraordinaire, celle de dire assez promptement à quel quantième de l'année correspondait tel jour qu'on lui désignait ; et, chose extraordinaire, il ignorait souvent dans quelle année il vivait. Il se faisait aussi remarquer par son esprit d'ordre et de rangement, et aimait voir les objets placés deux à deux ; s'il voyait une fenêtre ouverte, il en ouvrait une seconde ; si on le touchait au bras, il se faisait toucher au bras opposé ; si même il s'était fait mal à une jambe, il se frappait l'autre ; un jour, une bûche lui tomba sur le pied droit, il saisit la bûche et se la fit tomber sur le pied gauche.

Ces facultés, ces tendances si distinctes, devaient frapper les phrénologistes, qui distinguèrent positivement les protubérances de l'ordre et du calcul. L'examen du crâne était assez curieux ; voici ses dimensions : Circonférence, 21 pouces (560 millimètres) ; diamètre transverse, 5 pouces et demi (155 millimètres) ; diamètre antéropostérieur, 7 pouces (190 millimètres). Le crâne est assez bien conformé, le front est assez large, mais fuyant. (Lorsque je rédigeai cette observation, en 1836, j'annonçai que les os devaient être fort épais.)

En 1839, on s'aperçut que sa marche était difficile. Il avait les prodromes d'une péraplégie. Il resta dans un état stationnaire pendant une année, après laquelle il eut plusieurs petites attaques d'apoplexie accompagnées de pâleur extrême du visage ; le malade perdait connaissance, et revenait bientôt de son affaissement. Le 20 août 1842, il eut une très-forte attaque d'apoplexie, qui fut suivie de spasmes et de convulsions qui avaient tous les caractères épileptiques ; le côté gauche du corps surtout se trouvait affecté de convulsions. Saignées, ventouses au cou, sinapismes. Sous l'influence de ce traitement, les accidents parurent céder ; mais un travail inflammatoire se faisait au cerveau, les accès épileptiformes se renouvelèrent avec contracture à gauche, il s'affaiblit successivement, et succomba au milieu de ces accès, qui persistèrent constamment.

Autopsie.

Maigreur du cadavre, cachet de la souffrance sur le visage.

La tête est volumineuse, le cuir chevelu est assez épais. Les os du crâne sont épais à la région frontale, et avaient une épaisseur normale à la région postérieure et latérale de la tête. Au niveau du sinus longitudinal supérieur, on remarque que les os sont amincis et logent des glandes de Pacchioni développées.

La dure-mère est soulevée et même percée par les glandes dont je viens de parler, pour aller soulever les tables de l'os qui étaient translucides; l'arachnoïde ouverte laisse échapper de la sérosité en assez grande quantité, elle est épaissie à la surface convexe du cerveau, et normale à la base. La pie-mère est aussi épaissie et adhérente à l'arachnoïde, elle s'enlève assez facilement. La substance corticale paraît saine, si ce n'est au lobe moyen et postérieur, surtout à gauche, où l'on enlève cette couche corticale avec les membranes. A l'hémisphère droit, la surface corticale est rougeâtre, mais ne s'enlève pas avec les membranes.

Coupée couche par couche, la substance médullaire est généralement ramollie, et présente çà et là des foyers apoplectiques d'un aspect jaunâtre, et un ramollissement qui les entoure. Ces foyers sont très-nombreux et coïncident avec les attaques qui se sont multipliées dans les derniers temps de la vie du malade ; pluson se rapprochait des cloisons des ventricules, plus ces foyers se multipliaient. A gauche, l'hémisphère est moins parsemé de ces petits foyers, mais il y a en arrière une assez grande étendue de ramollissement.

Il y a aussi une remarque que j'ai oublié de mentionner dans l'examen général de la masse cérébrale ; c'est que les lobes antérieurs étaient fort petits, ce qui coïncide avec l'épaisseur considérable du coronal.

Portant mon investigation vers les centres du cerveau, on trouve un ramollissement presque général ; la cloison centrale est en bouillie, la couche optique droite est moins consistante, les corps striés sains. La voûte à trois piliers, la protubérance et une partie du bulbe rachidien partagent l'aspect de ramollissement ; le cervelet était petit.

Thorax.

Les poumons étaient gorgés de sang, surtout en arrière ; on trouve un peu de sérosité dans les plèvres. Le cœur est flasque, le péricarde renferme une certaine quantité de sérosité.

Abdomen.

L'estomac est à l'intérieur arborisé, la membrane muqueuse paraît saine ; les intestins grêles sont phlogosés légèrement dans quelques points.

Réflexions.

Chez cet imbécile le cerveau était assez volumineux, et la tête assez bien conformée ; aussi avait-il un certain degré d'intelligence, et l'éducation avait fait quelque chose pour lui. Cependant le front était très-fuyant et les tempes aplaties. On pouvait supposer, ce que j'avais dit depuis longtemps, que les os du crâne étaient épais. L'autopsie a confirmé plus tard cette prévision. Il y a un autre point sur lequel je vais appeler l'attention, c'est cette sorte d'atrophie du cerveau qui peut exister avec le développement de la boîte osseuse ; ici encore nous avons trouvé que le cerveau présentait comparativement moins de volume que le crâne lui-même, en raison de l'épaisseur de l'os coronal (1).

Quant aux facultés partielles qui peuvent exister chez les idiots, Gall a rapporté un grand nombre de faits de ce genre ; il faut donc que les hommes qui se vouent à l'enseignement des idiots saisissent toutes les nuances de l'intelligence de ces enfants, afin de les diriger et de développer leurs tendances naturelles, et d'en tirer le meilleur parti possible.

---

(1) J'ai signalé des faits pareils dans les mémoires que j'ai publiés sur la localisation de la folie ; 1833, 1836, 1839.

NOTE ADDITIONNELLE.

La rapidité avec laquelle j'ai reproduit mes premiers essais sur l'idiotie m'a empêché d'être plus explicite sur les lésions pathologiques du cerveau des idiots. Voici quelques faits à ajouter à ceux que j'ai rapportés.

Malacarne a le premier signalé le petit nombre des circonvolutions cérébrales. Pinel, Gall, M. Ferrus et moi, avons ensuite signalé cette atrophie. M. Ferrus parle de l'atrophie des circonvolutions antérieures surtout; M. Esquirol a trouvé les ventricules étroits et imparfaitement développés. MM. Cruveilhier, Foville et Delaye ont également rapporté des exemples de cette sorte d'atrophie; tantôt les circonvolutions sont plus petites et moins nombreuses par simple arrêt de développement d'un seul ou des deux côtés du cerveau, ou dans quelques points de cet organe; tantôt elles sont en même temps altérées, ratatinées, inégales, frangées, indurées, jaunâtres, ou décolorées, dispositions que M. Rostan a considérées comme le résultat d'un ramollissement suivi d'absorption; quelquefois même les circonvolutions n'existent pas. M. Jadelot a présenté à l'Académie de Médecine le cerveau d'un idiot dont les hémisphères n'offraient aucune trace de circonvolutions, mais seulement une couche uniforme de substance médullaire recouverte d'une couche mince de substance corticale.

L'atrophie a été aussi observée plus profondément; on l'a vue atteindre les couches optiques, les corps striés, le centre ovale de Vieussens, et les diverses parties blanches du cerveau. MM. Lallement, Breschet, Andral, Foville, Delaye, ont dit avoir trouvé la partie supérieure du cerveau remplacée par une ou plusieurs poches celluleuses pleines de sérosité, et l'organe cérébral réduit à un moignon informe reposant sur la base du crâne. Reil a constaté l'absence complète du corps calleux chez une idiote de trente ans.

Il est probable que les désordres effrayants qui coïncident avec le défaut absolu d'intelligence sont le résultat d'un arrêt de développement organique ou d'affections cérébrales durant la vie intra-utérine ; car ils eussent entraîné rapidement la mort si les désordres avaient eu lieu après la naissance.

M. Natalis Guillot, en injectant des cerveaux d'idiots, a plusieurs fois fait la remarque que la vascularité était moindre et inégalement répartie dans ces cerveaux.

M. Couerbe a aussi établi par ses recherches que le cerveau des idiots est moins riche en phosphore que les cerveaux d'hommes intelligents.

Ainsi, on voit par cette note et par tout ce que j'ai signalé précédemment, qu'il faut tenir compte tout à la fois de la composition, de la forme et du volume du cerveau.

M. Parchappe, en mesurant des crânes d'idiots, a été conduit à cette conclusion, que leur intelligence n'est pas rigoureusement proportionnelle au volume du crâne ; mais néanmoins que l'avantage, sous ce rapport, est du côté des plus intelligents.

RÉSUMÉ GÉNÉRAL.

C'est en 1823 et 24 que les premières idées de soumettre les idiots à une sorte d'éducation, ont été émises, page 3. Avant-propos et observations, page 5. Définition et synonymie, page 11. Classement des idiots, basé sur l'aptitude native des idiots, page 13. Trois degrés d'imbécillité et deux degrés d'idiotie proprement dite, page 14. Classification de M. Dubois d'Amiens, page 15. Causes physiques et morales, causes organiques, microcéphalie, déformations du crâne, quatre-vingt-six idiots sur cent présentent des vices de conformation, page 16. Mémoire de M. Desmaisons Dupellans, page 19. Symptômes et signes certains d'idiotie, page 20. La sensibilité est tellement obtuse chez les idiots, que les maladies font des ravages effrayants sans qu'ils manifestent de la douleur, page 22. Penchants, passions, habitudes, chez les idiots, pages 25, 26. Facultés intellectuelles, page 28. Éducabilité relative des idiots, page 29. Observations qui prouvent que plusieurs idiots ont gagné en intelligence par l'occupation à laquelle on les soumettait, page 31. Marche de l'idiotie, page 37. Durée et terminaisons, page 38. Une autopsie, circonvolutions cérébrales antérieures peu profondes et moins nombreuses que celles de la région postérieure, page 42. Diagnostic, page 43. Variétés. Les crétins et les cagots, et non point les albinos, page 45. Observations de M. Marchant sur les crétins des Pyrénées, page 49. Traitement, conseils que je donne, page 53. MM. Voisin et Séguin, leurs tentatives, page 54. Conclusions, page 59. Observations d'une idiote hydrocéphale, autopsie, page 60. Observation d'un idiot partiel, autopsie, page 63. Note additionnelle importante, page 68. Résumé général, page 69. Publications du même auteur, page 70.

PUBLICATIONS DU MÊME AUTEUR.

1823. Essai sur la couenne inflammatoire du sang. Dans ce mémoire l'auteur a prouvé par des expériences faites sur le même individu, et par des saignées aux deux bras à la fois, que la forme du vase et la plus grande rapidité du jet sanguin peuvent influer sur l'épaisseur de la couenne inflammatoire. Il a aussi découvert que le sang des femmes enceintes avait une odeur particulière qu'il a nommée placentaire; cette odeur a surtout lieu vers les derniers mois de la grossesse: (Voir le numéro de mars de la *Revue Médicale*, 1823.)

1824. Essai sur l'idiotie, thèse réimprimée en 1843.

1829. Examen des facultés intellectuelles à l'état normal et anormal, pour servir d'explication aux phénomènes de l'aliénation mentale. Ce mémoire sert à prouver la différence qu'il y a entre la raison, la déraison et la folie, et que l'aberration mentale est une maladie; l'auteur signale la lésion de l'attention.

1831. Considérations sur l'influence des événements politiques sur le développement de la folie. Ce travail est inséré dans les bulletins de la Société médico-pratique, 1831.

1832. Rapport analytique du mémoire de M. Brachet sur la nature et le siége de l'hystérie.

1833. Considérations sur l'appréciation de la folie, sa localisation et son traitement. Ce mémoire est destiné à rapporter les symptômes de la folie et des lésions matérielles. L'auteur a proposé des dénominations nouvelles qui donnent à l'esprit l'image des parties du système nerveux qui peuvent être lésées dans la folie.

1836. Suite des recherches sur la localisation de la folie. Ce mémoire est l'ampliation du premier; il traite des folies sympathiques et d'un nouveau genre de folie appelé stupidité, qui paraît dépendre de l'œdème du cerveau.

1838. Notice sur l'origine, le développement, les améliorations et les nouvelles constructions de l'établissement du docteur Belhomme; c'est en effet à cette époque que ce médecin a commencé à améliorer son établissement, qui, aujourd'hui, est arrivé à un degré de perfectionnement incontestable.

1839. Troisième mémoire sur la localisation des fonctions

cérébrales et de la folie, recherches nouvelles sur l'hypocondrie, les folies sympathiques, et recherches statistiques; nombreuses autopsies, etc.

1839. Mémoire sur le tournis, considéré chez les animaux et chez l'homme, comparé à l'affection provenant de la lésion du cervelet et de ses pédoncules. Observation d'un cas de tournis chez une femme; autopsie, altération des pédoncules du cervelet, de la protubérance, et du quatrième ventricule. Conclusions des rapporteurs de l'Académie de Médecine.

1839. Examen de la valeur des lésions anatomiques dans la folie. *Esculape*, 2 décembre 1839.

1841. Réplique à M. Bonnet de Bordeaux, sur la monomanie homicide, insérée dans les bulletins de la Société médico-pratique.

1840. Expériences sur les animaux pour déterminer les diverses fonctions du système nerveux; travail communiqué à la Société médico-pratique et à la Société de Médecine pratique, et inséré dans le numéro du 20 octobre 1840 de la *Gazette des Hôpitaux*.

1842. Mémoire sur la tuméfaction des oreilles chez les aliénés en démence, lu à l'Académie royale de Médecine dans la séance du 5 juillet 1842, et inséré dans ses bulletins. Ce travail est le premier en France qui ait appelé l'attention des médecins sur ce genre de tumeurs.

Il va paraître prochainement, du même auteur :

1° Un quatrième mémoire sur la localisation de la folie.

2° Un résumé des leçons professées à l'Athénée royal depuis trois années, sur les fonctions nerveuses et les maladies mentales.

PARIS. — IMPRIMERIE DE Vᶜ DONDEY DUPRÉ,
Rue Saint-Louis, 46, au Marais.